腰痛ドック

—痛みを解消—

著 住田憲是
整形外科専門医，日本AKA医学会専門医・指導医
住田憲祐
日本AKA医学会専門医・指導医

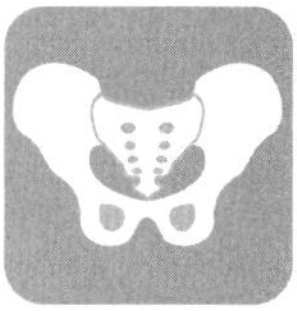
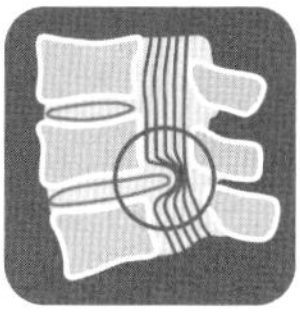
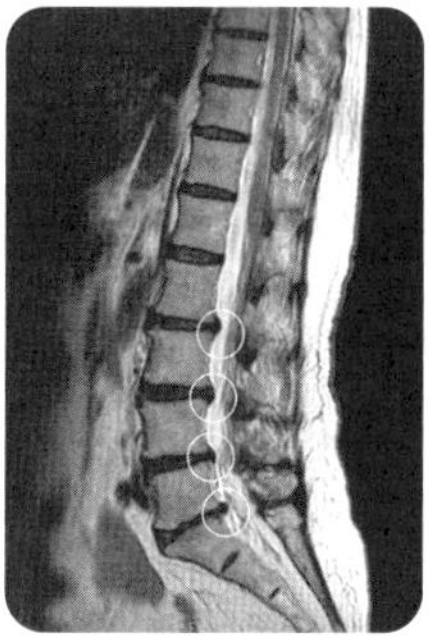

西村書店

腰痛ドック——目次

はじめに

この本は、腰痛で困っている方に従来の整形外科の教科書に書いてはいないけれど、知っておいてほしいことを盛り込んだ本になります。

いままで、腰痛に対してどのような治療を受けてこられたでしょうか？

整形外科で脊柱管狭窄症や椎間板ヘルニアといわれて、薬や湿布、牽引、マッサージ、神経ブロック、手術を受けたという方、鍼灸、整体、マッサージを受けたという方、また自分で筋力トレーニングやストレッチをしているという方もいらっしゃると思います。

もちろん、これらの治療で腰痛が治ったという方もいるでしょう。しかし、おそらくこの本を手にとっている方の多くは、これらの治療法でよくなっていないのではないでしょうか。

なぜあなたの腰痛は治らないのでしょうか。

それは、あなたがこれまで受けてきた治療があなたの腰痛の根本原因に対してあっていなかったからです。例えば、神経ブロックや脊椎の手術は神経に対するものですし、マッサージや筋力トレーニングは筋肉に対するものです。これらの治療、特に整形外科の治療のほとんどは神経と筋肉に作用するものになります。

では、どうすればいいのでしょう。

これまで受けた治療で治していないものを治していくしかないのではないでしょうか。

特に整形外科で治療をしているがよくなっていないという方は、神経と筋肉以外の腰痛の原因を考えて、治療していく必要があります。

腰痛の原因として、一番頻度が多く、ほとんどの方が治療していないものとして、まず挙げられるのが**仙腸関節の機能障害**です。

仙腸関節という言葉をはじめて聞いたという方もいらっしゃると思います。

仙腸関節は骨盤にある関節です。この仙腸関節の内部の動きが悪くなった状態を仙腸関節の機能障害といいます。

実は、医師でも仙腸関節が原因である腰痛についてよく知らないというのが現状です。

私の経験上、仙腸関節の機能障害は、そのほとんどが見逃されているようです。

まず、仙腸関節の機能障害について知り、必要なら専門の医師にみてもらいましょう。繰り返しになりますが、仙腸関節の機能障害を診療できる医師はほとんどいません。ということは、腰痛で困っている患者さんが医師から「仙腸関節の機能障害について調べて治療してみましょう」といわれることや「仙腸関節の機能障害について専門の医師に紹介しましょう」といわれることはあまりないということになります。

仙腸関節の機能障害についてみてもらう必要があるかどうかは、自分で判断しなければいけないということです。

この本の前半部では整形外科の現状と問題点、仙腸関節の機能障害について、後半部では仙腸関節の機能障害をＡＫＡ‐博田法という治療法を使い治療した患者さんの話を書いております。

この本を読むことで、腰痛の原因として仙腸関節の機能障害があること、仙腸関節の機能障害の治療法としてＡＫＡ‐博田法があることを知っていただければ幸いです。

望クリニック　院長　住田憲是

腰痛難民

「腰痛難民」——この言葉をご存知ですか？　腰痛治療を続けてもよくならず、病院を渡り歩いている患者さんのことです。手術をしてもよくなっていないという方も少なくありません。

腰痛人口は3000万人とも、4000万人ともいわれています。成人の90％が一生に一度は腰痛を経験しているということです。

なぜ手術で腰痛が改善しないことがあるのでしょう？　整形外科医が「手術でよくなりますよ」、術後には「手術は成功しました」といったのは何だったの？　そう思った患者さんもいることでしょう。

腰痛で受診したA男さん（41）は、ＭＲＩ（磁気共鳴断層撮影）検査の結果、「腰椎椎間板ヘルニア」と診断されました。腰椎椎間板ヘルニアは椎骨と椎骨の間にあってクッションの役目をしている椎間板に亀裂が生じ、中の髄核が後方に脱出した状態です。ＭＲＩ画像では脱出した髄核が神経を圧迫しているようにみえます。

整形外科医はこれを腰痛の原因と判断し、Ａ男さんに画像を見せながら手術を勧めました。飛び出したヘルニア部分を整形外科医から示されると、確かに神経を圧迫しているように見えました。

そして「**ヘルニアが神経を圧迫しているので痛い**のです」と説明を受け、Ａ男さんは手術を受ける決断をしたのです。

Ａ男さんは予定どおりに手術を受け、術後、主治医からは「**手術は成功**しました」といわれました。しかし、退院後しばらくはよかったものの、**半年もすると腰痛は再発**してしまったのです。「**手術は成功したはずなのに、なぜ？**」、そう思って、Ａ男さんは肩を落としました。

画像診断で「ヘルニアが神経を圧迫している」としっかり説明を受け、納得して手術を選択しただけに、絶望感は大きいものでした。しかし、Ａ男さんのようなケースは決して珍しいことではありません。

腰痛の手術をしたが、半年で再発

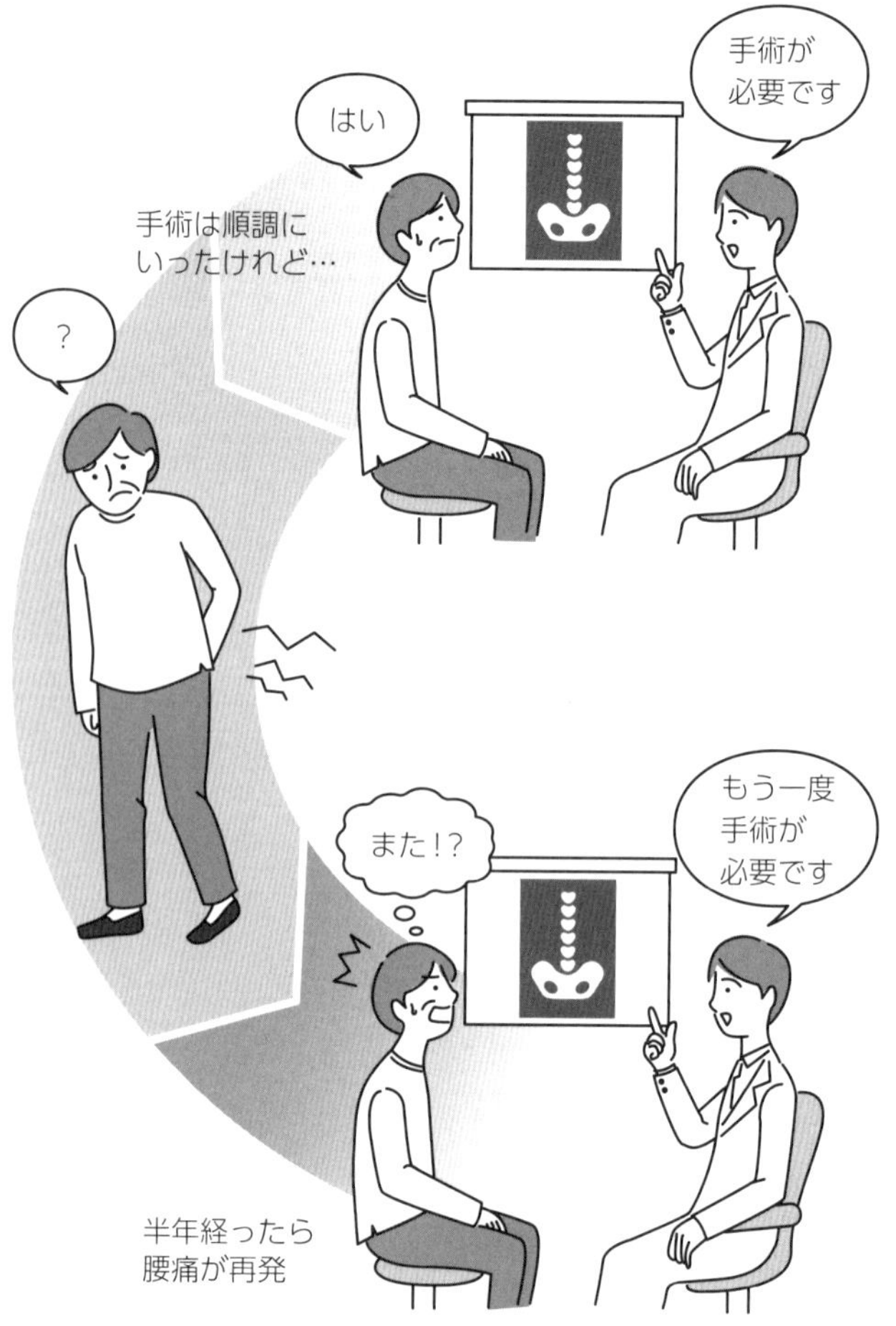
手術が
必要です
はい
手術は順調に
いったけれど…
?
もう一度
手術が
必要です
また!?
半年経ったら
腰痛が再発

初めて腰痛を訴えて整形外科を受診した場合、基本的にレントゲンやＭＲＩ検査が行われます。それは、痛みの原因を特定できる可能性があるからです。画像診断検査を行って、**腰椎の椎骨**（背骨を構成している1つ1つの骨）の構造異常や椎間板の変化などが複数見つかることは珍しくありません。

この複数の異常のなかから**どれを腰痛の原因と考えるかで腰痛の病名が変わる**のです。「変形性腰椎症」「腰部脊柱管狭窄症」「腰椎すべり症」「加齢」「腰椎椎間板ヘルニア」などいろいろ。整形外科医は病名を1つに絞って患者さんに説明することもあれば、2つ挙げるケースもあります。

診断がつくと治療です。薬物療法やリハビリで改善に向かえば問題ありません。しかし、期待したとおりに改善しないケースも多いのです。「痛みやシビレが改善しない」と主治医に訴えると、「では手術しますか？」といわれてしまう。「手術」という言葉が患者さんの不安を刺激します。そして、よくならないと半年から1年で通院をやめてしまうのです。

自宅近くの整形外科から、地域の中核病院へと病院を変えていきます。同じことをいわれたり、症状に変化がないと、さらに病院を変える方も出てきます。**何軒もの整形外科を**

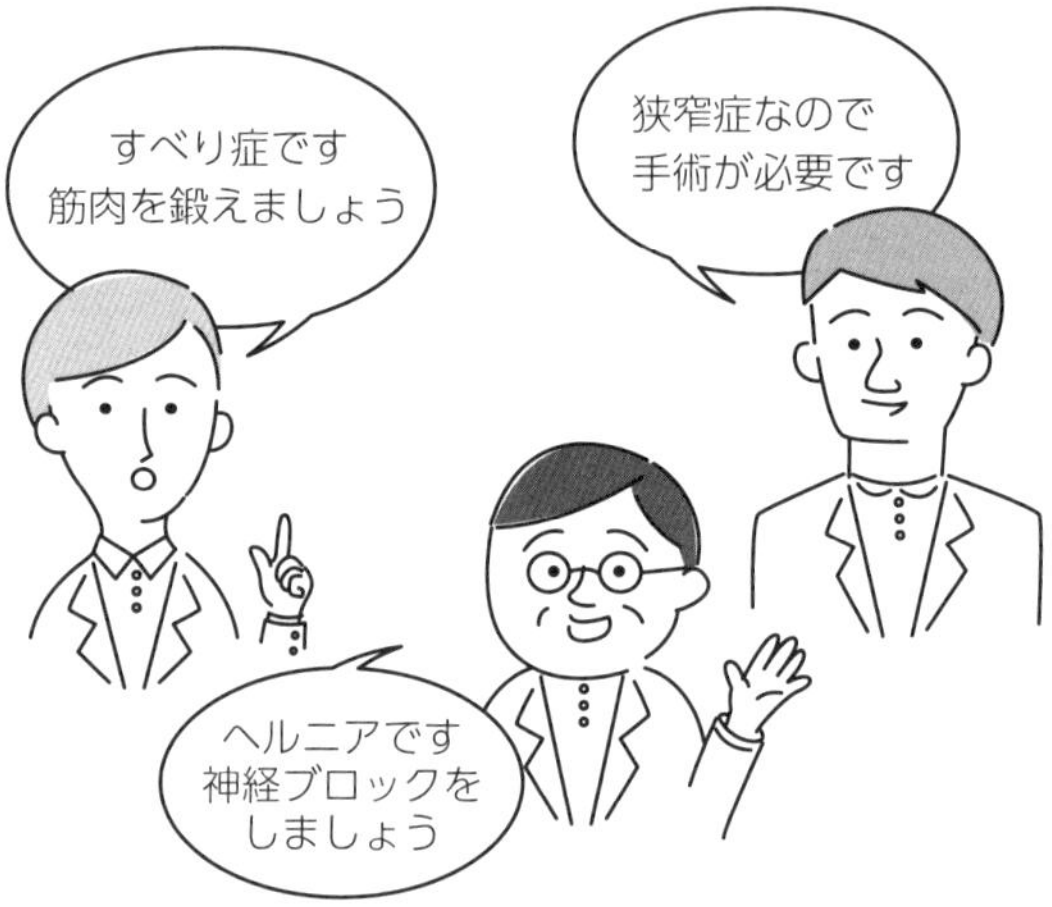
すべり症です
筋肉を鍛えましょう
狭窄症なので
手術が必要です
ヘルニアです
神経ブロックを
しましょう

医者によって診断や治療法が違う

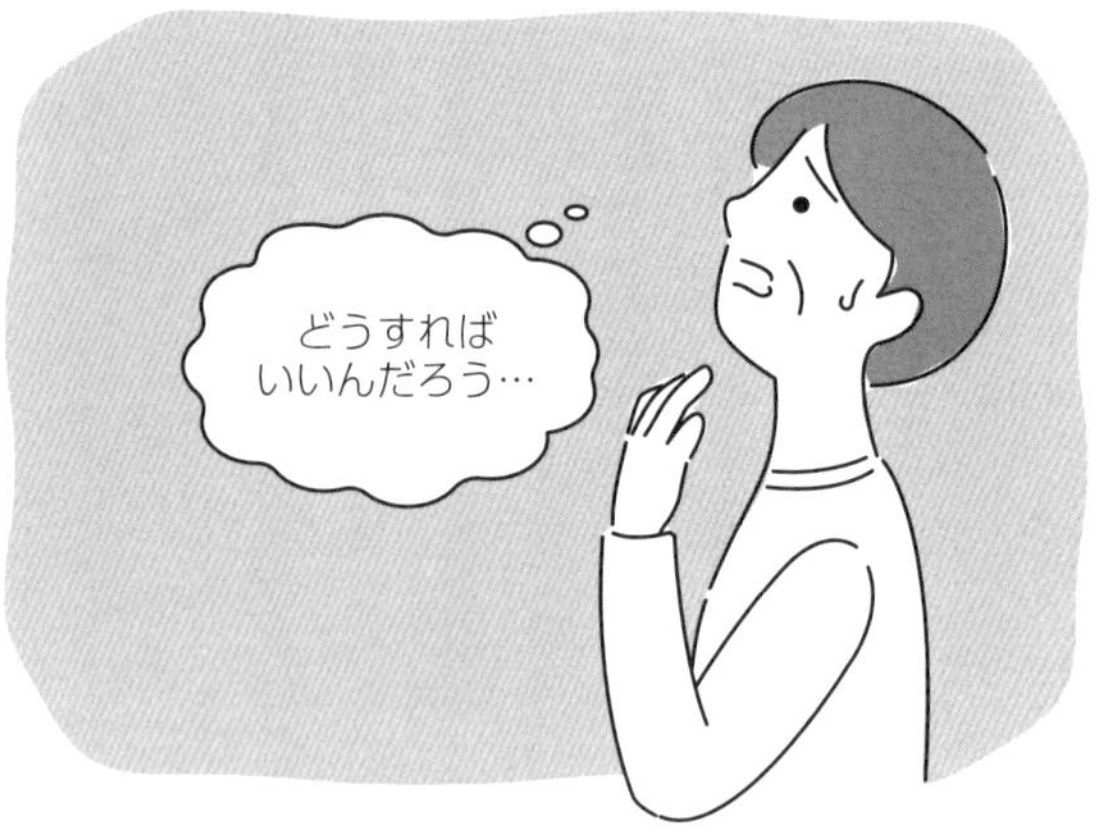
どうすれば
いいんだろう…

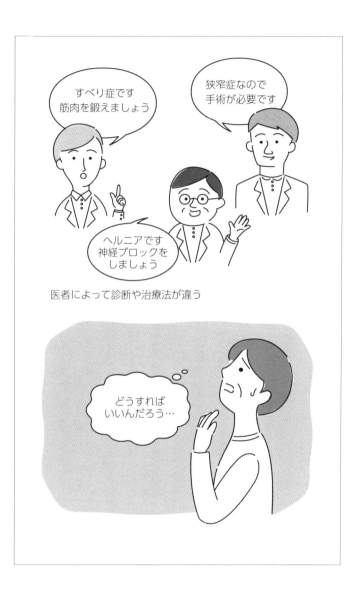

「ドクターショッピング」して、大学病院などへたどり着きます。

これまでとは治療法に変化がなくても、なかばあきらめて納得する方、ドクターショッピングを続ける方、逆に治療自体をあきらめる方もいらっしゃいます。

いずれも**共通しているのは「よくなっていない」という事実**です。

コラム

多くの腰痛患者さんが治ることなくあきらめている

慢性疼痛で医療機関を受診した方の72・4％は治ることなく治療を中止しており、その理由の多くが満足する治療効果が得られないことを理由に挙げています（『腰痛』〈菊地臣一著、医学書院〉より）。

整形外科以外の治療は漫然とつづけない

腰痛を訴える患者さんには、「ドクターショッピング」をしている人が少なくありません。それは多くの方が治らずに苦しんでいるためです。

なかには整形外科の治療に見切りをつけて、カイロプラクティックや整体、鍼灸《しんきゅう》、指圧などの他の治療に走る人が少なくありません。

それらの手段により、よい状態が保てていれば患者さんにとっては問題ありません。

しかし、**痛みがなかなか改善しない場合、「癌」のような命にかかわる病気が隠れていることも**あります。

「一般にいわれている民間療法はあくまでも対症療法の1つ。症状をやわらげることはできても、腰痛の本当の原因を診断できないため、根本的に治すことはできないのでは」

整形外科以外の治療では重大な病気を見落とす可能性がある

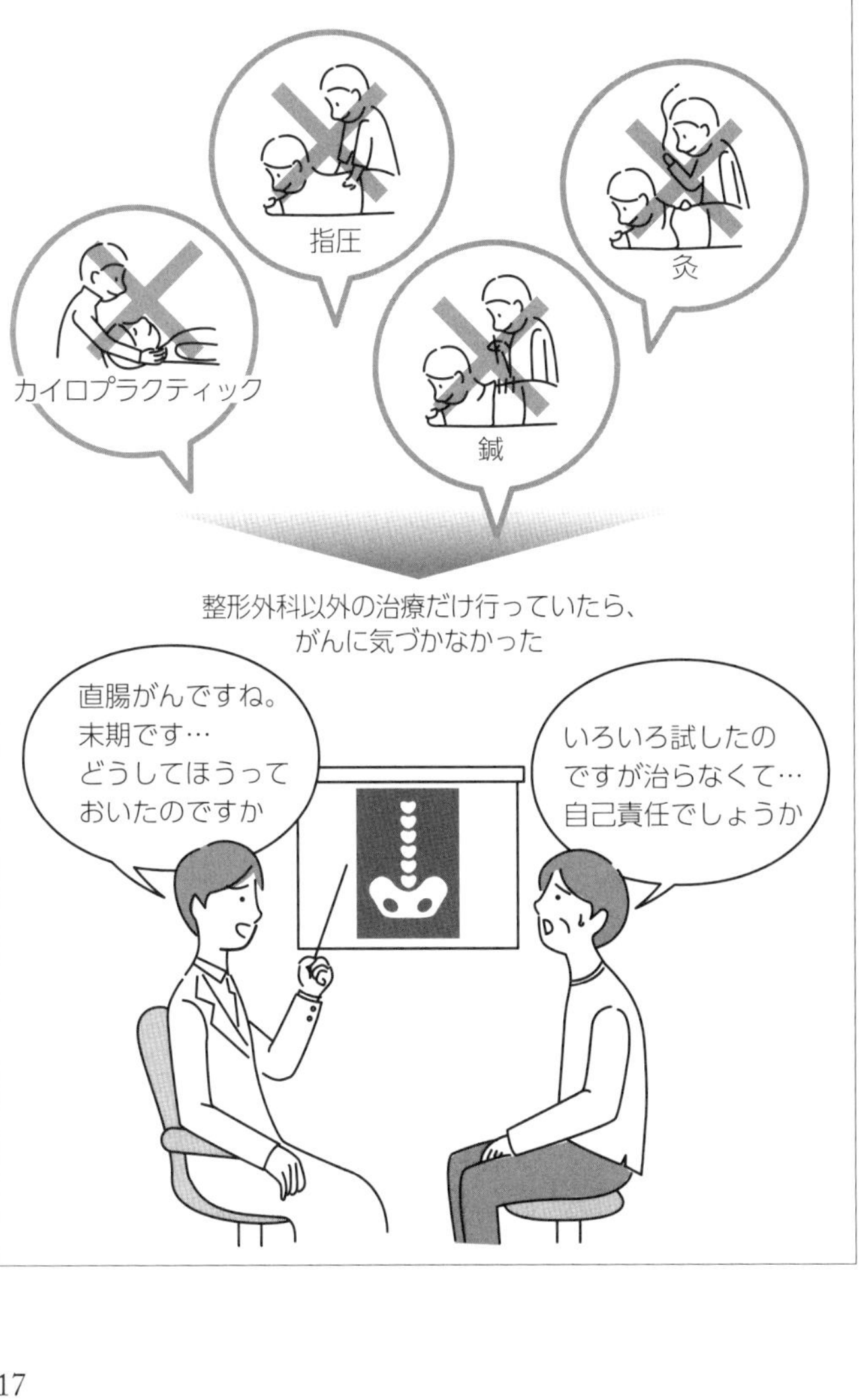
指圧
灸
カイロプラクティック
鍼
整形外科以外の治療だけ行っていたら、
がんに気づかなかった
直腸がんですね。
末期です…
どうしてほうって
おいたのですか
いろいろ試したの
ですが治らなくて…
自己責任でしょうか

という不安がつきまといます。

患者さんの腰痛の原因が実は癌であることもありえます。しかし、それをわからずに一般にいわれている民間療法を慢然と受けていると、本当は受けなければならない治療が受けられなくなることもありえます。**医師は患者の治りが悪いと精密検査をしますが、一般にいわれている民間療法にはそれがありません。**

整形外科以外の治療だけを受けている方は重大な病気を見落とさないよう、一度は整形外科を受診した方がよいでしょう。

画像診断の偏重

整形外科では画像診断が重要視されており、とりわけ、ＭＲＩ画像は病名の特定に大きく関与します。

一般的な整形外科では腰痛（下肢痛も含む）の原因について「骨の腫瘍」「炎症」「骨折」「内臓疾患」などによる腰痛を除くと、特に下肢痛は「骨」「椎間板」「関節」などの老化によって構造上の異常が起こり、これらが神経を障害して痛みが生じると考えています。

そのため、腰痛の診断は、①「腰椎の骨や椎間板、関節の異常が原因の腰痛」、②「原因がよくわからない腰痛」の2つのどちらかになってしまうのです。

①に入るのは病名で挙げると「腰椎椎間板ヘルニア」「変形性腰椎症」「腰椎すべり症」「腰椎分離症」「腰部脊柱管狭窄症」などの特異性腰痛（原因のわかっている腰痛）です。

これらの病名は、**レントゲンやＭＲＩの画像上の変化などからつけられたもの**です。この場合、治療は神経の圧迫を手術で取り除くことを優先します。視覚上、変形の程度が軽い、または原因がわからないものは、薬などを使って「様子をみる」保存療法で対応します。

多くの整形外科医は、**「腰痛の原因の大部分は、腰椎の構造上の異常が脊髄神経を障害して痛む」と教育され、そのとおりに治療しています**。そのため、検査の終わった患者さんが「先生、私の腰痛の原因はなんなのでしょう?」と聞くと、整形外科医はMRIの画像上の変化を指して、「これが神経を障害しているので足腰が痛み、シビレるのです」と説明します。

整形外科では、本当は神経の障害を原因としない痛みでも神経障害が原因の痛みとして拡大解釈していることがあります。そして、本当は手術をする必要のない患者さんでも手術の適応となってしまうことがあるのです。

レントゲンやＭＲＩ画像との矛盾

今日の整形外科で大きな役割を担っているのが、レントゲンとＭＲＩによる検査です。レントゲン撮影では骨しか写りませんが、ＭＲＩでは周囲の神経根や椎間板、靱帯などの組織も画像でとらえることができます。そのため、脊椎の異常が鮮明にわかり、精密な診断ができます。

ＭＲＩの普及により、整形外科医は、「ＭＲＩの画像に写る変形などの『異常』が神経を障害し、腰痛を招いている」と診断する傾向が強まり、「これで腰痛の診断と治療は完結した」とまで思われました。ところが、現実はそう簡単にはいかなかったのです。

ＭＲＩがあちこちで撮られるようになった結果、当初の予測とは反する事実がわかってきました。

ＭＲＩ画像にまったく異常がなくても腰痛を感じている人が数多くいたり、ＭＲＩ画像

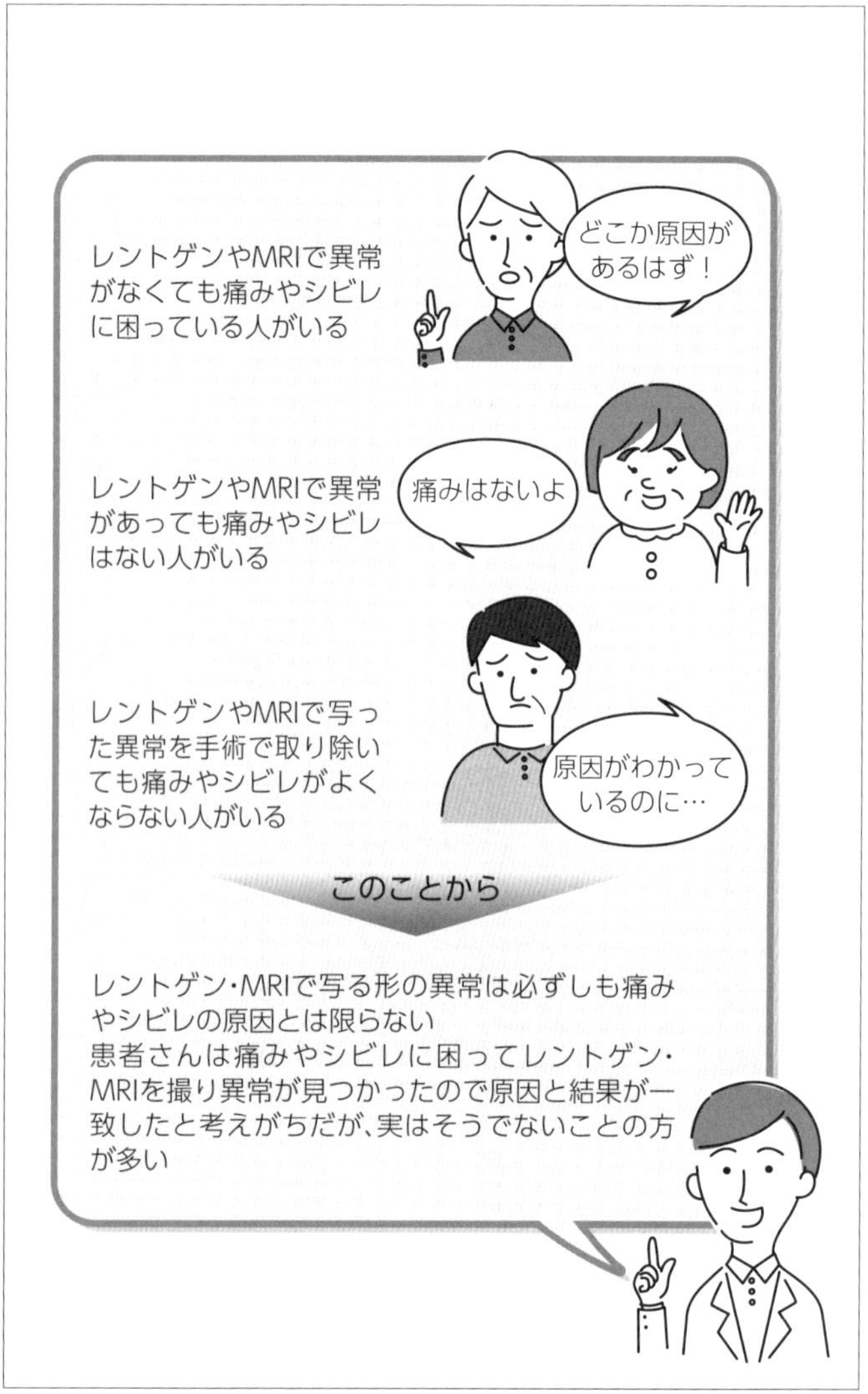
レントゲンやMRIで異常がなくても痛みやシビレに困っている人がいる
どこか原因があるはず！
レントゲンやMRIで異常があっても痛みやシビレはない人がいる
痛みはないよ
レントゲンやMRIで写った異常を手術で取り除いても痛みやシビレがよくならない人がいる
原因がわかっているのに…
このことから
レントゲン・MRIで写る形の異常は必ずしも痛みやシビレの原因とは限らない
患者さんは痛みやシビレに困ってレントゲン・MRIを撮り異常が見つかったので原因と結果が一致したと考えがちだが、実はそうでないことの方が多いで「異常」が見られても、腰痛を感じていない人も多いことがわかってきたのです。

そして、最も深刻なのは、ＭＲＩに写った異常部分を手術で治しても、肝心の痛みやシビレが改善しない方が少なからずいることです。これにより、腰痛の原因がかえってわからなくなっている、という皮肉な現状になっています。

整形外科では、「画像に写る形の異常」＝「痛みやシビレの原因」という考え方が常識でした。しかし、この考え方には矛盾が多く、それだけでは正しい診断ができません。

レントゲンやＭＲＩの画像に写る「異常」とされるものの多くは、あくまでも「形のみの異常」です。つまり、痛みやシビレの原因とは限らないため、「治療が必要な異常」とは言い切れないのです。

コラム

MRI上の異常の有無と腰痛は関係ないことが多い

腰痛経験者の47%がMRI上は正常であったり、MRI上は椎間板の押し出しを呈する健常者が、5年もしくは7年後に坐骨神経痛や重篤な腰痛を発現することはないとされています。

また腰痛出現後に撮ったMRI所見が、腰痛を説明するような新たな所見である可能性は低いことが指摘されています（『腰痛』〈菊地臣一著、医学書院〉より）。

腰痛の85%以上は原因不明

患者さんはご存じないと思いますが、「腰痛の85%は原因が特定できません！」。これは、整形外科医のなかでは常識になっている言葉です。原因がわかるのは、わずか15%に過ぎません。原因がわからない85%の患者さんは、その症状に対して保存療法で対応することになります。

保存療法には「安静」「薬物療法」「理学療法（運動療法、けん引療法、温熱療法、電気療法など）」「装具療法」「腰痛体操」「筋力トレーニング」「ストレッチ体操」などがあります。しかし、そもそも原因がわかっていないため、根本的な解決が得られないのは当然といえるでしょう。

例えば、痛み止めの薬は、とりあえずその痛みを緩和する目的で処方されます。それで、改善するケースもあれば、まったく改善しないケースもあります。

一方、15％の方はレントゲンやＭＲＩを撮ると明らかに「異常」が写るため、原因が特定できるとされます。いわゆるはっきりと「病名」がつく腰痛です。しかし、前項でも述べたように、「画像上に見られる異常」は必ずしも「痛みやシビレの原因」とはいえません。

つまり、**画像で異常が写り、原因がわかった（診断がついた）方でも、それが痛みやシビレの原因とは言い切れない場合がある**のです。

大学病院で長い時間待って、最新鋭の機材で検査をしてもこの数値は変わりません。

医療というと高度なことが行われていると考える方もいるかもしれませんが、これが腰痛をめぐる最新の現状なのです。

普通の整形外科ではわからない痛みやシビレがある

強い腹痛で病院に行き、診察の結果、虫垂炎（いわゆる盲腸）で、手術が必要といわれたとします。多くの方は躊躇することなく手術を受けるでしょう。

これは、腹痛の原因が虫垂の炎症であるということを理解し、手術をするとよくなることを知っているためです。そして、診断が正しければ、よい結果が出ます。

では、腰痛の場合はどうでしょう？

レントゲンやＭＲＩ検査の結果、例えば脊柱管の狭窄や椎間板ヘルニア、腰椎のすべり症や分離症が見つかり、手術を勧められたら手術をしますか？　――その前に、手術以外の方法を模索する方が多いのではないでしょうか。

そもそも、**なぜ腰痛で手術を勧められた患者さんは手術を受けることを躊躇するのでしょう？**　まず手術に対する恐怖感があるのでしょう。そして、そのほかに「**手術をして**

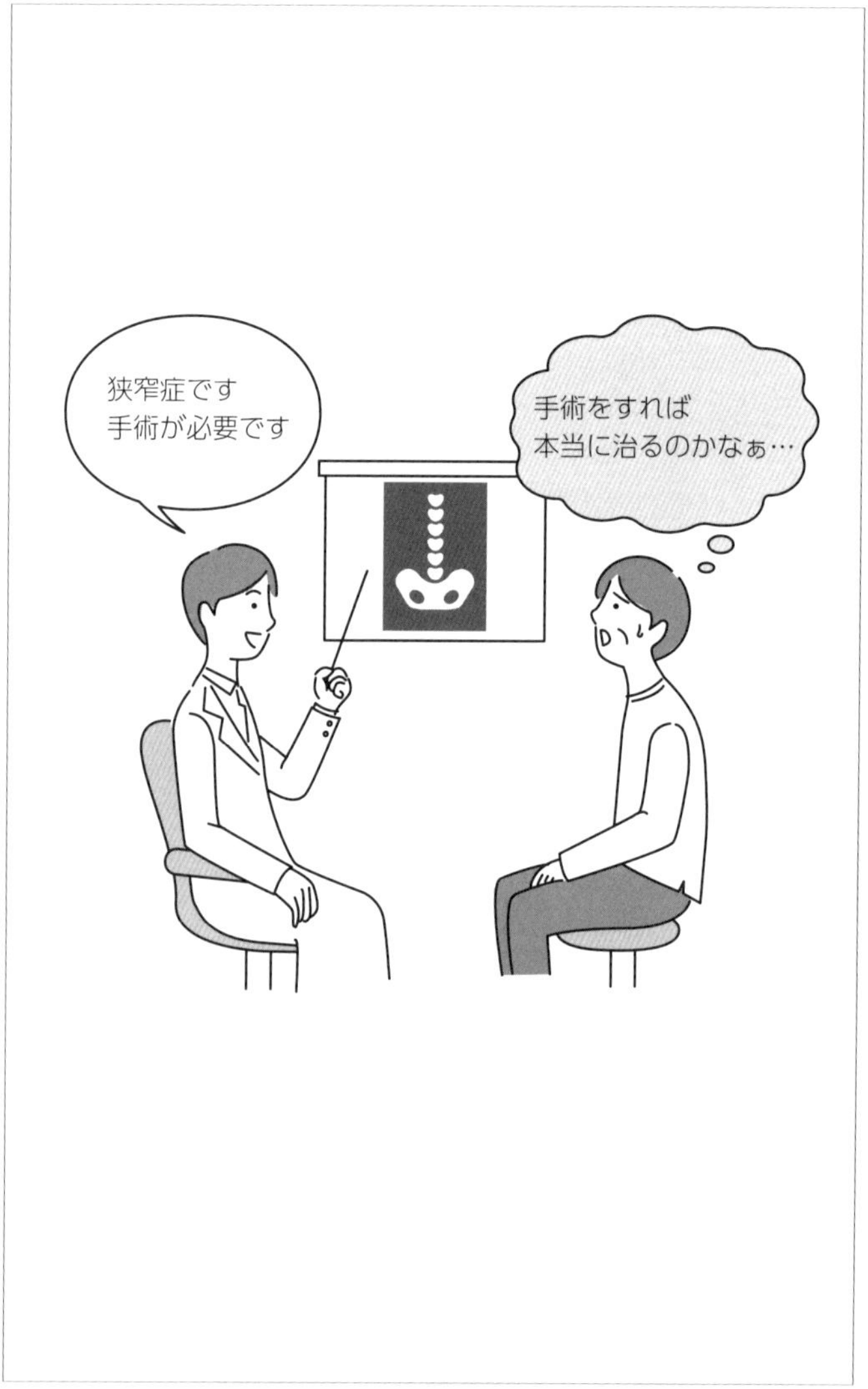
狭窄症です
手術が必要です
手術をすれば
本当に治るのかなぁ…

もよくならないのでは？」という不安があるからではないでしょうか？

手術をしてもよくなっていない人が身近にいたり、知人やメディアを通じて同様の話を聞いたことがあるのかもしれません。

私のクリニックにも手術が必要と診断された方や、手術をしたけれどもよくならなかった方がたくさん来院しています。

痛みの原因の多くは関節にあった

整形外科医が行う治療は「対症療法」と「根本療法」があります。患者さんは腰痛から解放された日々を思い描くので、根本治療を望みます。

ところが、根本療法は痛みのもとを断ち切るだけに、正確な診断が必要です。前述したように、整形外科で腰痛の**原因を正しく診断できるのはわずかに15％程度**といわれています。**あとの85％の腰痛は原因不明**です。

整形外科では15％にあたる前者を「特異性腰痛」といい、後者を「非特異性腰痛」と大別しています。非特異性腰痛は、原因がわからないため、治療は薬物療法などの対症療法となります。

これは多くの整形外科医が認識しており、『整形外科プライマリケアハンドブック 改訂第2版』（片田重彦・石黒隆著、南江堂）では、約90％の腰痛が非特異性腰痛、つまり原因がわからないとしています。私も経験上この数字に近い数字を出しています。

では、85％にも及ぶ「迷える腰痛患者さん」に対して、なすすべはないのでしょうか……？　私の経験では、「**85％の非特異性腰痛の95％は『関節機能障害』が原因**」であると考えます。

例えば、ドアの蝶番《ちょうつがい》がさびついたりして立てつけが悪くなると、ギーギーと音が鳴ったりしますが、これとよく似て、関節機能障害とは、膝、肘、手、肩、腰などの関節の内部の動き（これを関節包内運動という）が障害されて、関節の動きが悪くなっている状態のことを指します。非特異性腰痛85％のうちの95％は、この関節機能障害を治すことで改善できるのです。

仙腸関節の機能障害を治療することで……

関節機能障害を治療するのがＡＫＡ《エー・ケー・エー》‐博田法です。

ＡＫＡとは、Arthrokinematic Approach（アルスロキネマティック・アプローチ）の略で、日本語に訳すと「関節運動学的アプローチ」といいます。

そして、ＡＫＡの次にある「博田法」とは、「ＡＫＡは博田節夫《はかたせつお》医師（日本ＡＫＡ医学会会頭）が開発したもの」という意味です。

このＡＫＡ‐博田法は１９７９年から研究が始まって開発された治療法で、今もなお改良が加えられています。これは**本来滑《なめ》らかに動くべき関節の機能が損なわれ、動きが悪くなっている関節の動きを治すための治療**です。

本来の目的は腰痛治療ではなく、あくまでも動きにくくなった関節を動きやすくすることだったのです。ところが、研究の過程で、関節内部の微細な動き（これを関節包内運動という）を治療すると身体の痛みがとれることがわかり、腰痛治療に適用されるようになりました。

今では腰痛をはじめとした整形外科領域の痛みの診断と治療法として注目されています。**腰痛の多くには仙腸関節の機能障害が関係しているため、ＡＫＡ-博田法を用いた診断は欠かせません。**地域の基幹病院の整形外科のなかには、ついに「腰痛難民」を救うために、ＡＫＡ-博田法の導入を検討しはじめた施設も出てきています。

数ある関節のなかでも**ＡＫＡ-博田法で重要なのが、骨盤にある仙腸関節**です。この関節は、背骨の下部にある仙骨が、骨盤の左右の腸骨と組み合わさってできている関節です。

仙腸関節には上半身の体重が加わり、身体の重心線は仙腸関節付近にあります。歩いたり、屈《かが》んだり、運動で身体を動かすときには、必ず腰で身体のバランスをとっているので、常に仙腸関節には大きな負担がかかっています。

そのため、仙腸関節を保護する靱帯は厚くて強力です。関節が大きいわりにその動きは約２～３㎜と非常に小さく、そのことが機能障害を招きやすくしています。

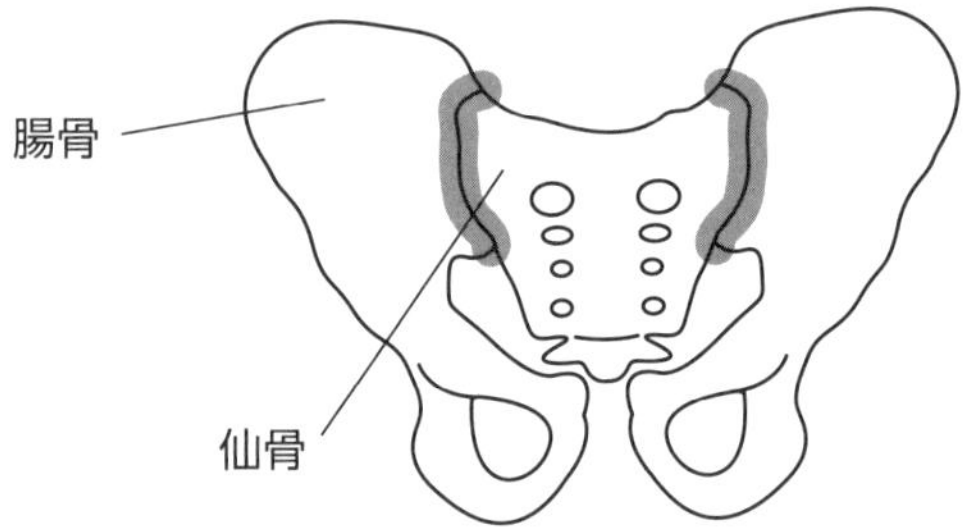

仙腸関節

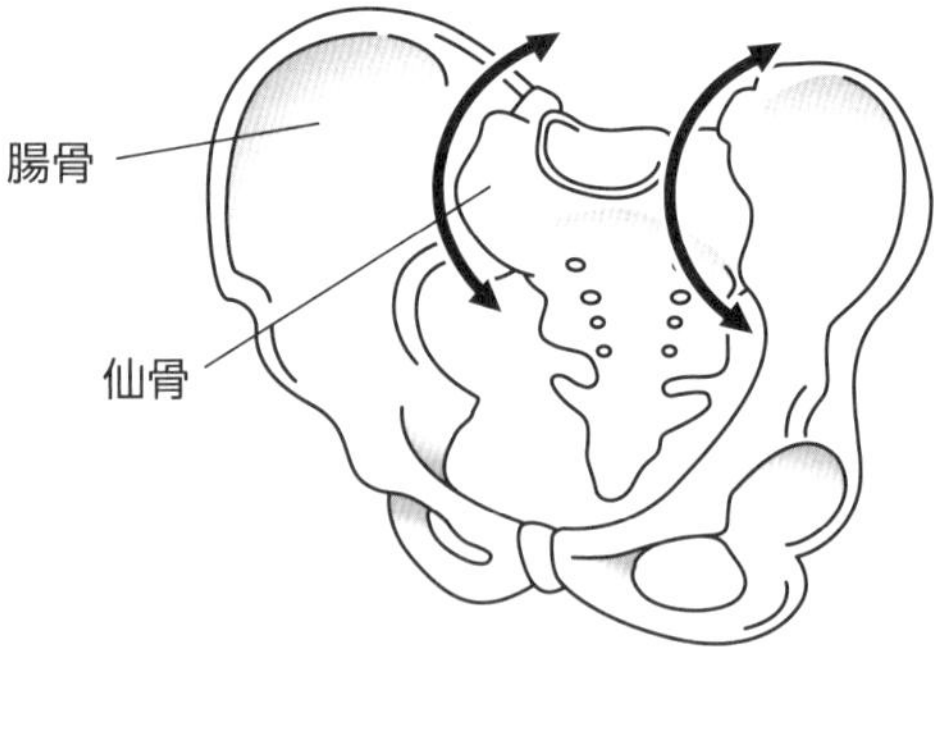

仙腸関節

ＡＫＡ‐博田法を開発した博田節夫医師は、**腰痛の原因の多くが骨盤にある仙腸関節の機能障害から生じている**ことを発見しました。

仙腸関節は人種に関係なくどの人間でも身体のど真ん中にあります。そのためこの関節から直接ではありませんが、上半身にも下半身にも筋肉がのびています。この関節は正常なときは、人間のいろいろな動作に従って２～３㎜程度動きます。しかし、例えば長時間同じ姿勢でいたり、中腰をとったり、疲れがたまったりしますと、何かの拍子にこの関節がねじれたようになる、あるいは炎症を起こして腫れたりして関節の内部で動きが悪くなることがあります。これを仙腸関節機能障害といいます。

これが起きると、仙腸関節に関連する筋肉が異常に収縮します。この筋肉の収縮の異常に強い部位、全身どこにでも痛みを生じます。仙腸関節機能障害からくる腰痛、下肢痛、シビレも同様な機序で発生していると思われます。

治療では、術者の手技により仙腸関節をはじめ、その他の動きの悪い関節の内部の動きの異常を治して痛みを改善します。これにより、身体のさまざまな痛み、シビレ、コリなどの症状が改善するのです。

仙腸関節の治療

離開法

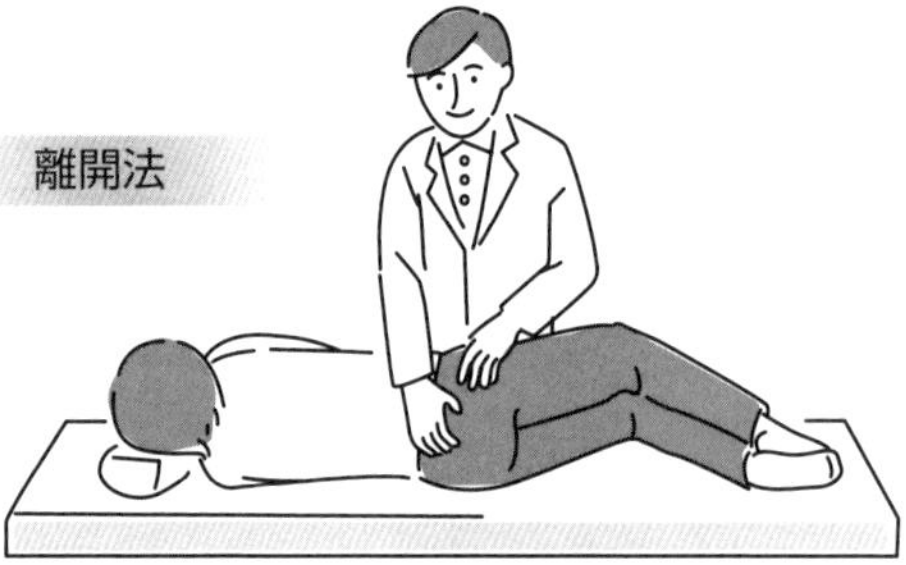

滑り法

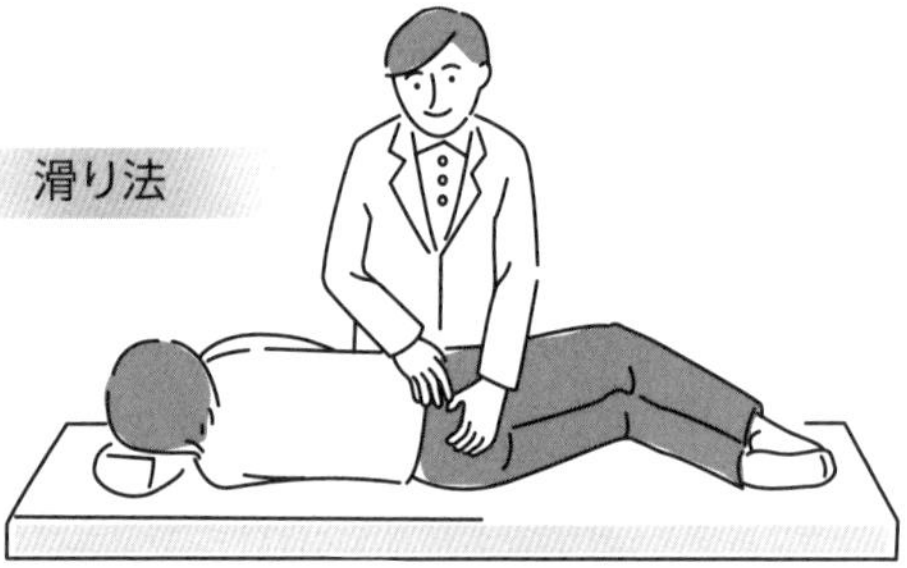

直接関節にふれて、滑らかに動くように治療します

腰痛治療にはレントゲンやＭＲＩのほかにＡＫＡ–博田法の視点が必須

もしあなたが具合が悪くてお腹が痛くなったらどうしますか？　まずは外科ではなく内科へ行く方が多いのではないでしょうか。内科で診察を受けて医師の勧めに応じて薬を飲んだりしますね。そして、順調によくなればよしとします。万一、手術が必要な場合、内科医は外科を紹介するでしょう。

眼科や耳鼻科のように対象範囲が限定された科と比べ、内科のように網羅する範囲が広い科では、まず内科的に診て、必要に応じて外科へと連携します。

ところが足腰が痛かったりシビレている場合はどうでしょう？　まず行くのは整形外科ではありませんか？

整形外科も頭から手足の先まで対象となる疾患が広い科です。そして、その名のとおり外科的な考え方の教育を受けています。つまり、**形の異常を症状の原因と考え、その異常**

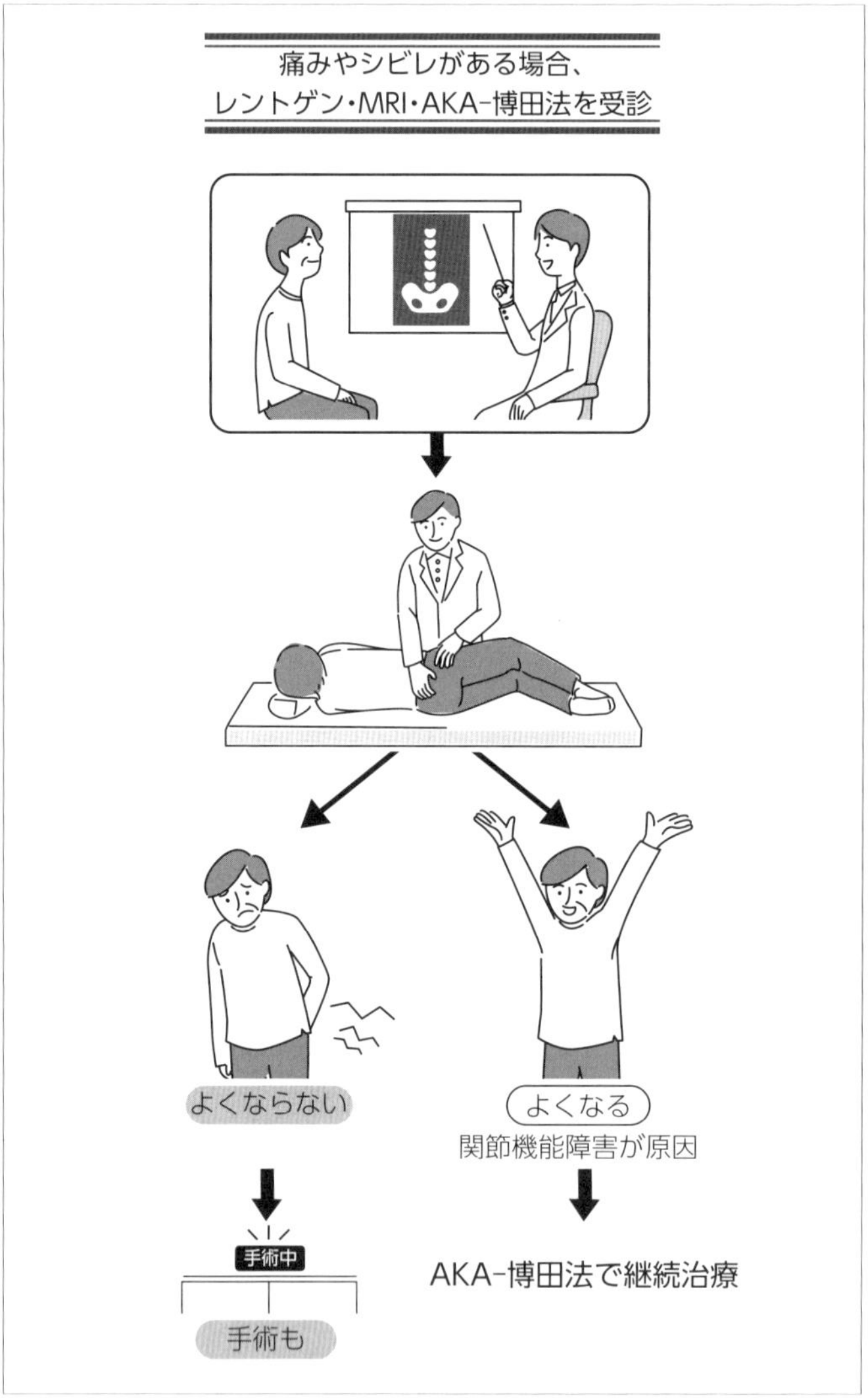
痛みやシビレがある場合、
レントゲン・MRI・AKA-博田法を受診
よくならない
手術中
手術も
よくなる
関節機能障害が原因
AKA-博田法で継続治療

を取り除くことが治療であると考えます。

しかし、「腰痛難民」という言葉が表すように、**この考え方に基づく治療では、患者さんがあまり治っていないのが現状**です。「手術しても治らない」患者さんからしばしば聞くこの一言がそれを物語っています。

私が提唱する理想的な治療は、**レントゲンやMRIで検査をしたうえで、診断を兼ねてAKA-博田法を行うことです。**それにより症状がよくなれば、関節機能障害が原因のため、AKA-博田法を継続します。

一方、一定期間AKA-博田法で治療してもよくならない場合は、手術が必要なことがあります。この場合、当院では手術に長《た》けた整形外科をご紹介しております。このように、**痛みやシビレの治療の窓口としてAKA-博田法の受診が必要**であると考えます。

腰痛の原因で最も多いのが仙腸関節の機能障害

慢性腰痛で手術を受けた患者さんの声には、次のようなものがあります。

「手術前に、脊柱管狭窄症や椎間板ヘルニア、すべり症と診断され手術を受けたが、手術前よりも症状が悪くなった」「手術直後はよかったものの、すぐに痛みやシビレが再発した」などなど。しかも、こういった方は決して少数ではありません。この不満の声に整形外科医は耳をふさげなくなってきています。

「腰痛の85％を占める非特異性腰痛は原因不明！」＝「増える一方の腰痛難民」――前述したように、このような現状のなかで、私は85％を占める原因不明の腰痛のうち、その95％、つまり**腰痛の80％は「ＡＫＡ-博田法」の治療対象**と考えています。

また、**15％の特異性腰痛のなかにも、実は関節内部の動きが損なわれた、関節機能障害が本当の原因であるものが含まれている、**と考えています。そのため、仮にレントゲンや

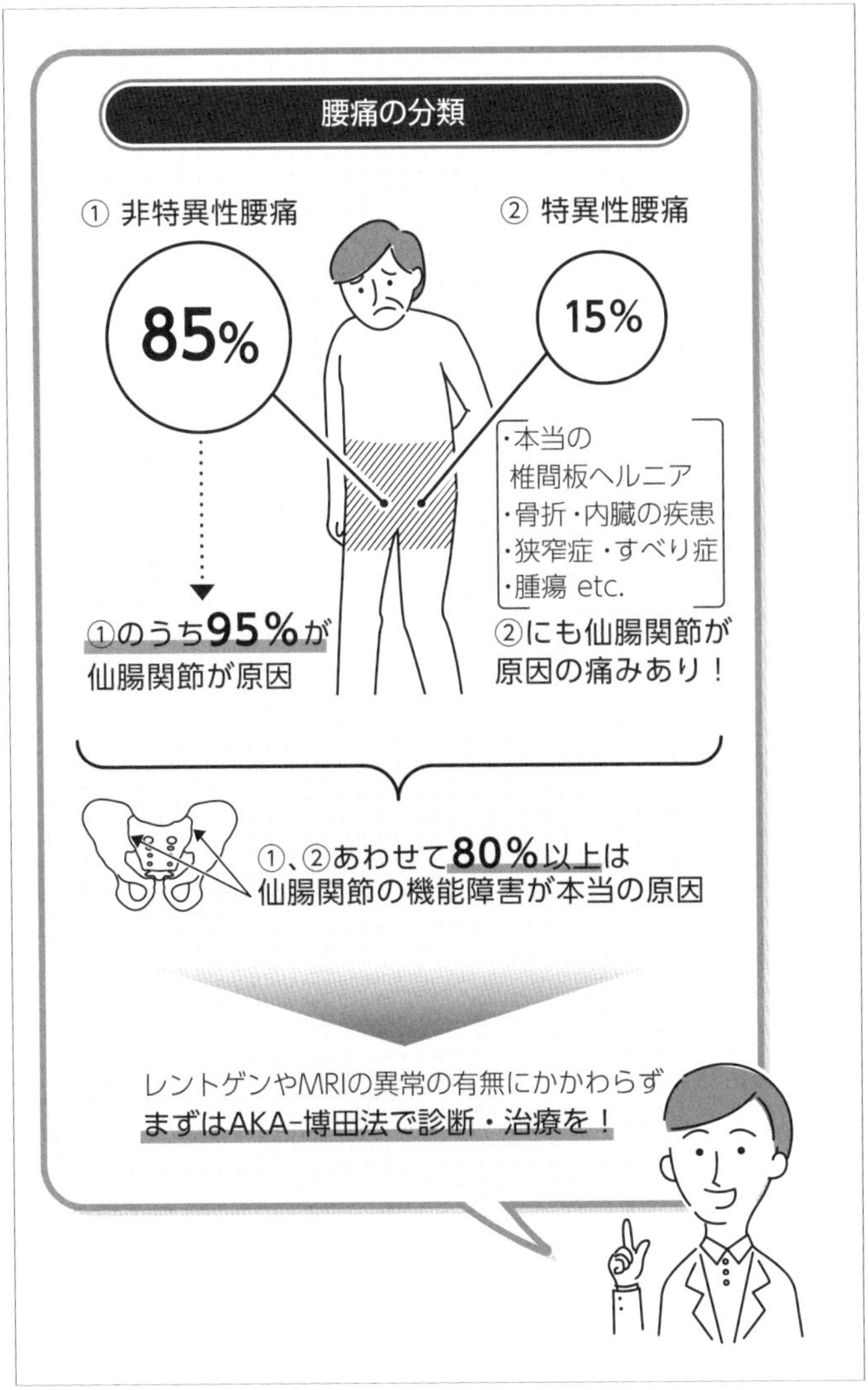
腰痛の分類
① 非特異性腰痛
85%
①のうち95%が
仙腸関節が原因
② 特異性腰痛
15%
・本当の
椎間板ヘルニア
・骨折・内臓の疾患
・狭窄症・すべり症
・腫瘍 etc.
②にも仙腸関節が
原因の痛みあり！
①、②あわせて80%以上は
仙腸関節の機能障害が本当の原因
レントゲンやMRIの異常の有無にかかわらず
まずはAKA-博田法で診断・治療を！

ＭＲＩの結果で「脊柱管狭窄症」「椎間板ヘルニア」「すべり症」「分離症」と診断され、**手術を捉されても、まずはＡＫＡ‐博田法で再診断すること**をお勧めします。これにより、ＡＫＡ‐博田法でよくなり、手術が不要になった方が数多くいらっしゃいます。

整形外科の世界でも仙腸関節が腰痛の原因となることが認識されており、専門書にも「仙腸関節原性の腰痛」という言葉が出てくるようになってきました。しかし、あくまでも仙腸関節の内部の動きについてはわかっていません。そのため、「腰痛の一部に」という認識にとどまっており、私が考える全腰痛の80％にはほど遠いのが現状です。

仙腸関節機能障害による症状は様々

仙腸関節は腰にあるため、ＡＫＡ-博田法は腰痛のみに有効であると考える方が多いようです。しかしその効果は、腰痛に限らず頭から足の先に至るまで、さまざまな部位の痛み、シビレ、コリなどの整形外科的な症状の改善が期待できます。

関節機能障害は痛み、シビレ、コリといった症状が代表的ですが、それ以外にも、さまざまな症状を発します。

①痛み：**動かしたときに痛む運動痛**、押すと痛む圧痛、原因と離れた部位に痛みを発症する関連痛。

②運動制限：かたくて動かない、**痛くて動かない**、動きがスムーズでない。

③感覚障害：**シビレ感のような感覚異常**、患部が冷たく感じる冷感、患部の感覚が鈍くな

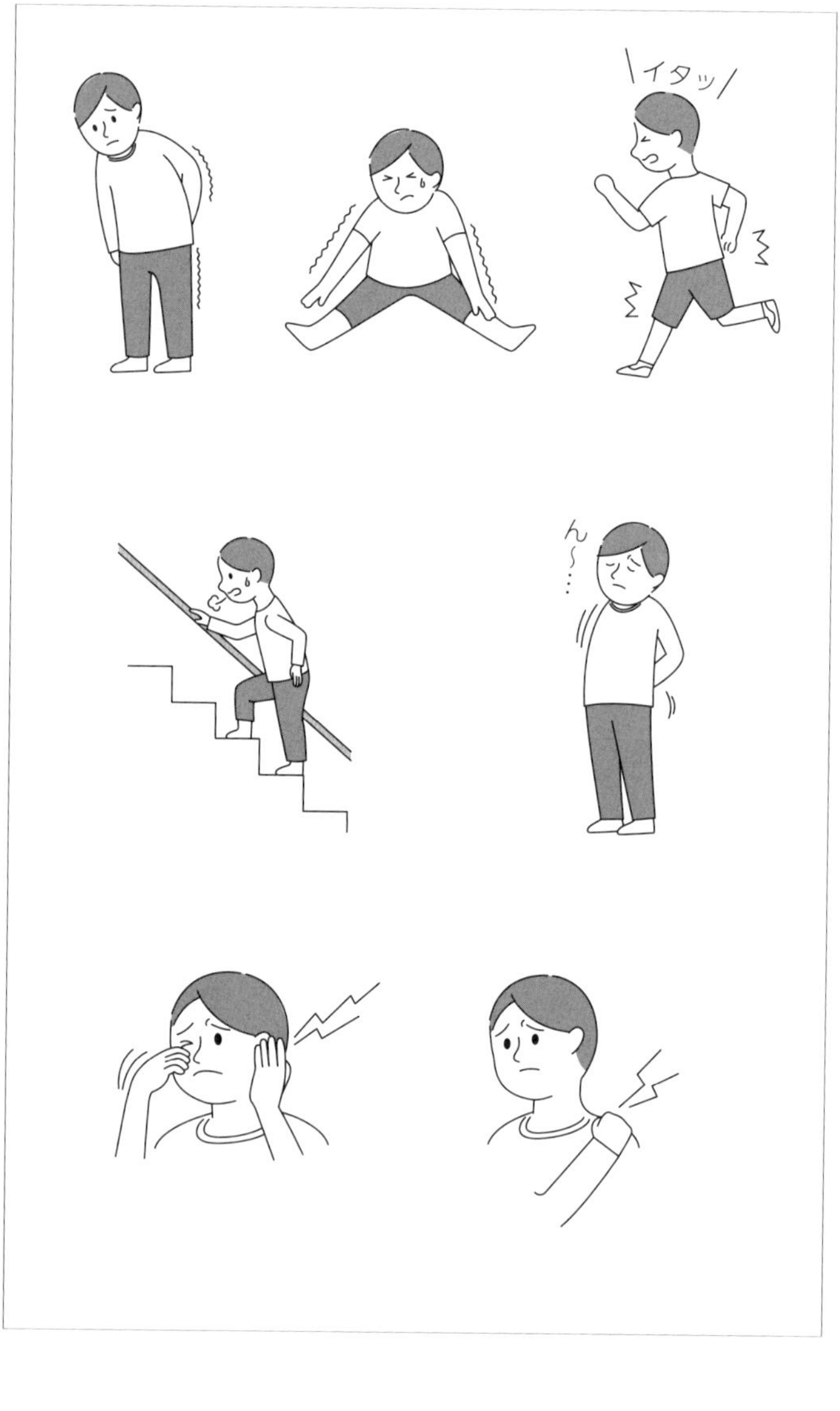
イタッ
ん～…

る鈍麻。
④筋肉の異常な収縮、コリ。
⑤筋力低下：力が入らない、または入りにくい。例えば痛む部位の筋肉がやせて細くなる筋萎縮。
⑥腫れ、発赤。
⑦皮膚の硬化。
⑧その他（かすみ目、耳鳴りなど）。

これらの症状のなかには整形外科以外の疾患も含まれていますが、ＡＫＡ-博田法で関節の内部の動きをよくすることにより症状が改善されれば、その症状は関節機能障害が原因です。

関節機能障害の分類

腰痛をはじめとする整形外科の痛み、シビレなどのさまざまな症状の根本原因となる仙腸関節の機能障害は、以下の3つに分けられ、そのいずれかにより治り方が異なります。

・**関節機能異常**：関節のなかの動きが悪くなって、痛みや関節の運動の制限、シビレなどの感覚異常、筋肉の異常な緊張などの症状が現れます。特に動きの少ない関節に起こりやすく、仙腸関節に最も多く発症します。初診時のAKA-博田法により症状は消失または著減し、1～2回の治療で3週間以内に改善します。

・**単純性関節炎**：関節に起こる無菌性の炎症で、強い症状が起こります。ぎっくり腰のように急性のものと、慢性化したものがあります。

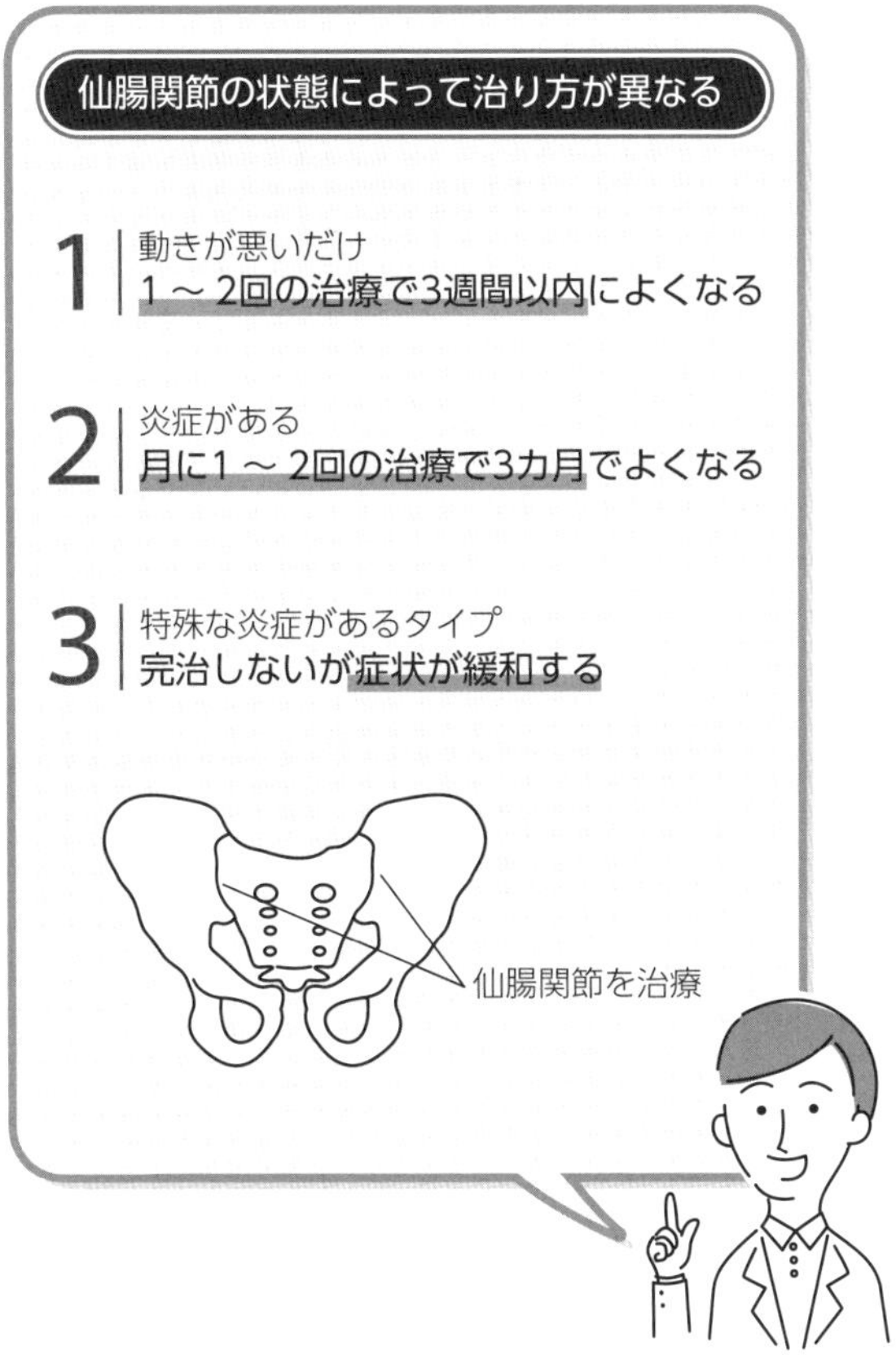
仙腸関節の状態によって治り方が異なる
1 動きが悪いだけ
1 ～ 2回の治療で3週間以内によくなる
2 炎症がある
月に1 ～ 2回の治療で3カ月でよくなる
3 特殊な炎症があるタイプ
完治しないが症状が緩和する
仙腸関節を治療

治療は月に1～2回程度行い、3カ月くらいで改善します。

- **関節炎特殊型**：関節が炎症を繰り返す特殊なタイプで、特に仙腸関節に起こります。腰痛のほか、冷えなどの自律神経失調症状を示し、全身のいろいろな部位に痛みやシビレを起こすことがあります。

月に1～2回AKA-博田法を行うことにより、3～6カ月くらいで症状は改善しますが、治癒に至らないものです。老化によるものと、体質的に関節が弱い場合に起こるものがあります。

ＡＫＡ－博田法の実際

・問診

はじめに患者さんの病状を把握するため、いくつか質問をします。

「いつから腰痛を感じるようになったか」「何をしているときに痛みが起こるか」「症状の変化は……」「仕事の環境や生活の内容」「腰痛の治療歴（通院、手術など）」「他の整形外科でどのようにいわれたか」「他の病歴」などです。

当院にたどり着く腰痛患者さんは、まさに「腰痛難民」状態の方が多数を占《し》めます。そのため、他の整形外科でどのようにいわれたか、また、どのような治療を受けたのかをうかがいます。

・神経と関節の検査

最初は「気をつけ」の姿勢で立ったまま、「つま先立ち」と「かかと立ち」をしていただ

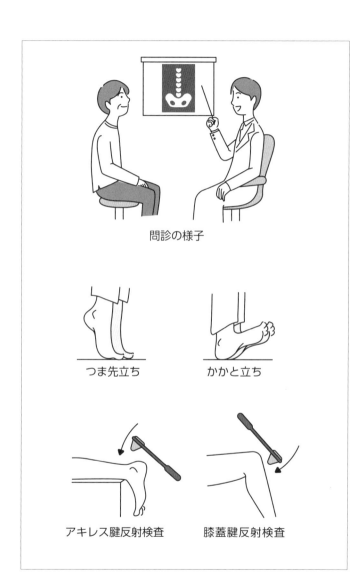

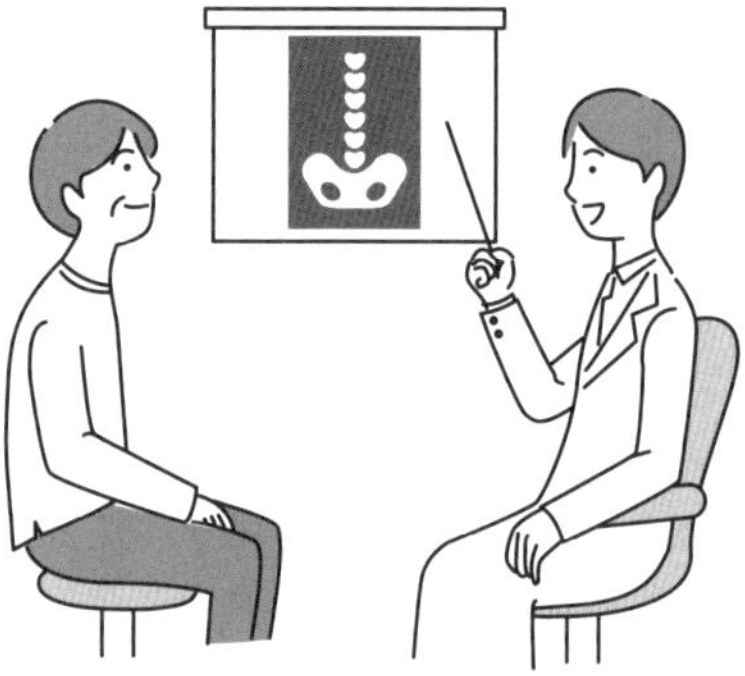

問診の様子

つま先立ち

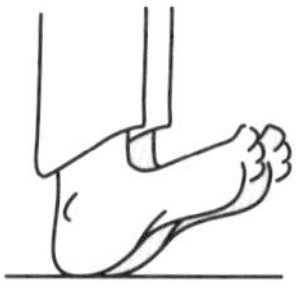

かかと立ち

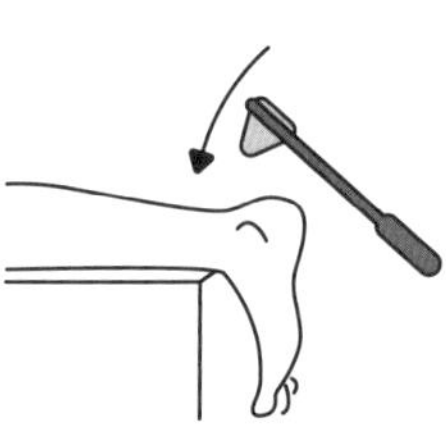

アキレス腱反射検査

膝蓋腱反射検査

きます。これは神経の状態をチェックするためです。神経に障害があると、足に力が入らず、つま先立ちやかかと立ちができません。

次は、立ったまま膝を曲げずに上体を前に倒す前屈、上体を後ろに反《そ》らせる後屈、右横、左横に上体を曲げる側屈を行い、背骨や腰の状態をチェックします。

続いてベッドで仰向けに寝ていただき、アキレス腱や膝を軽く打腱器で軽く叩き、足が反応するかどうかをチェックします。これが「アキレス腱反射検査」「膝蓋腱《しつがいけん》反射検査」です。足が「ポン」と反射的に動くと、末梢神経には異常はないと判断できます。

そして、仙腸関節の状態を診るテストです。その最も代表的なものが、「SLRテスト」です。ベッドで仰向けになった患者さんの脚を持って、膝を伸ばしたまま片足ずつ上げてチェックする検査です。一般的な整形外科では坐骨神経のチェックに用いますが、AKA-博田法では、仙腸関節の機能障害の有無を調べます。これがあると、足の上がりは悪くなります。

機能障害が左側で起きている場合は、左側の筋肉が緊張して左脚の上がりが悪くなり、右側で起きていると右脚の上がりが悪くなります。

仙腸関節のテスト

SLRテスト

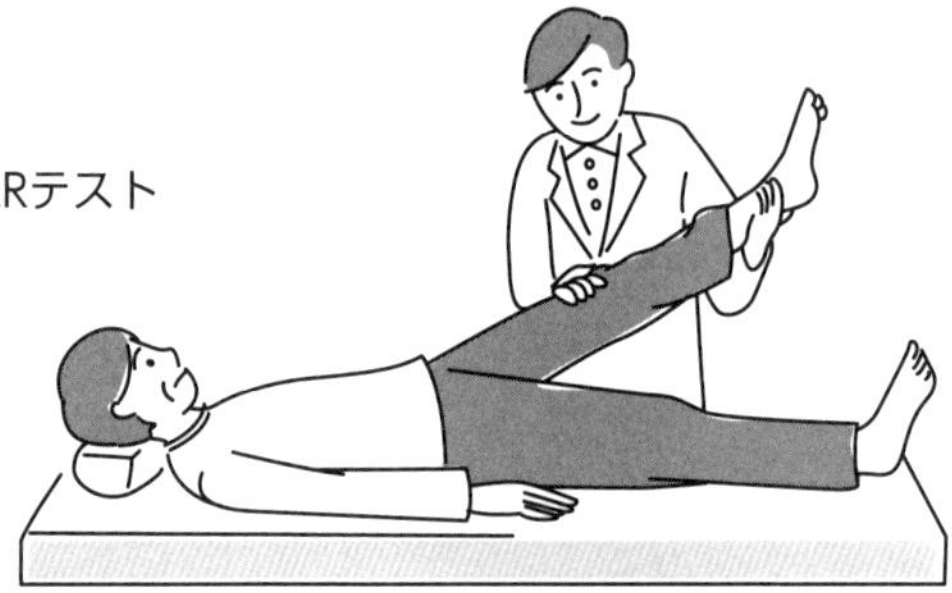

ファダーフ・テスト

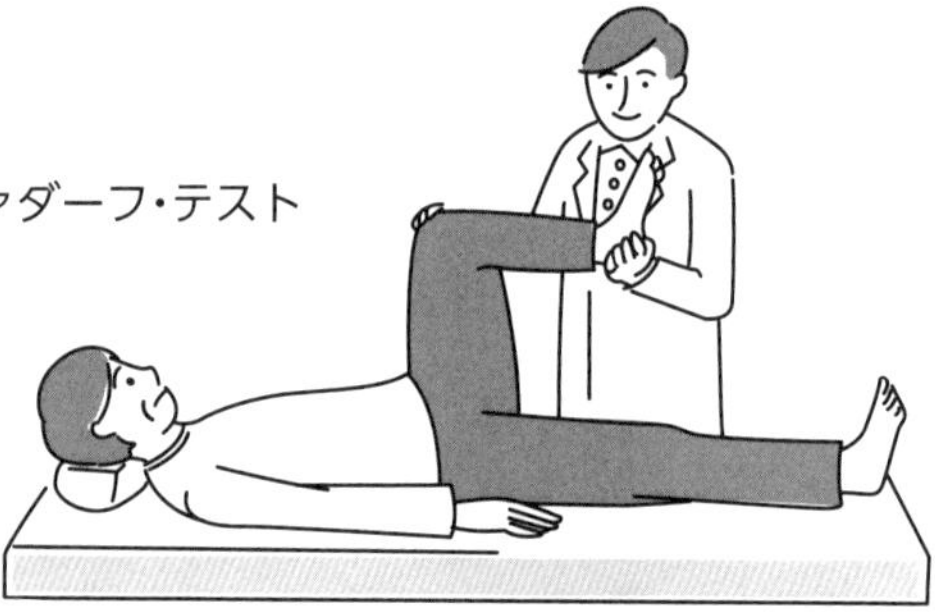

ファベーレ・テスト

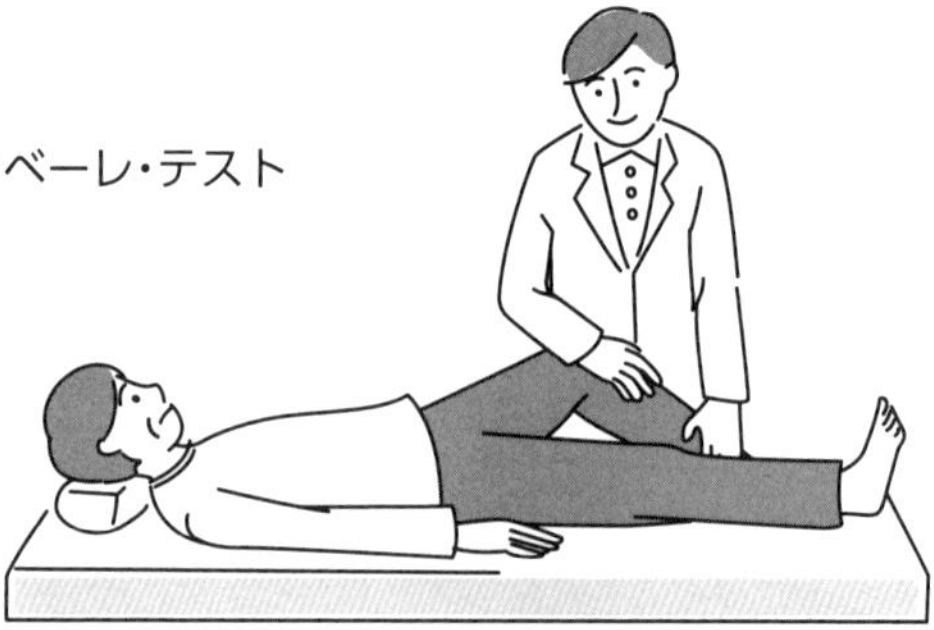

さらに、仙腸関節の状態を診る検査として「ファダーフ・テスト」と「ファベーレ・テスト」も行います。この2つのテストは、患者さんが仰向けに寝た状態で、股関節をいろいろな方向に動かすことで、股関節を介して仙腸関節の状態をチェックします。

これらの検査により関節の状態を把握し、患者さんの痛みが仙腸関節の機能障害によるものか、それとも他の整形外科の疾患が原因なのか、目星をつけていきます。

・治療の説明

治療の前に、なぜその痛みが起きているのか、またどのように治療していくのかを患者さんに説明します。特にＡＫＡ-博田法の考え方は一般的な整形外科とは大きく異なるため、充分に説明し、納得いただいてから治療を行います。

・治療

左右の仙腸関節いずれかのうち、関節機能障害が起きている側から治療を始めます。

①右側から治療する場合、患者さんは右側を上にして寝ます。まっすぐな横向き姿勢ではなく、股関節と膝関節を軽く曲げた姿勢です。術者は患者さんの腹側に立ち仙腸関節の

治療の説明

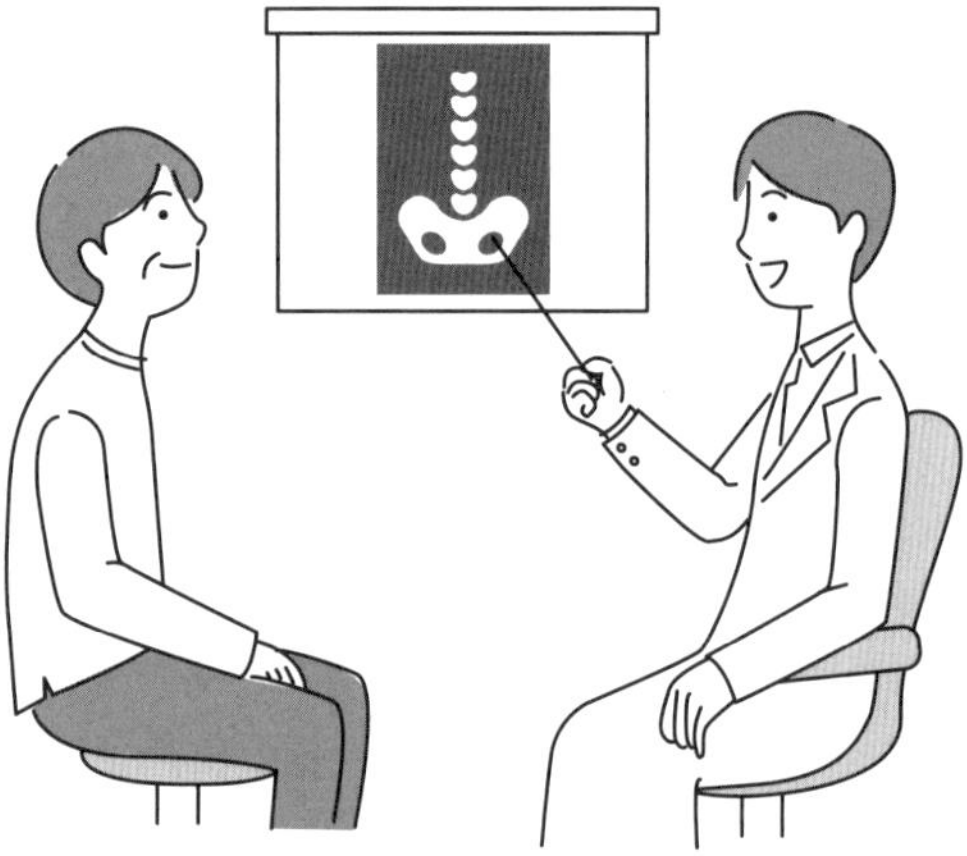

治療を行います。

②手を仙骨や腸骨にあてて、動きが悪くなっている関節内部の動きを正常に動くように治療します。治療は強く押したりせず、やさしくなでるように行います。

③症状に応じて左右の関節を何回か繰り返し行います。そして、仙腸関節がもっともスムーズに動く状態にします。

④治療の途中で患者さんの左右の脚をそれぞれ上げて、脚の上がり具合から仙腸関節の状態をチェックします。仙腸関節の動きがよくなっていると、治療の前にはほとんど上がらなかった脚が、高く上がるようになります（ＳＬＲテスト）。

治療は５～10分ほどで終わります。仙腸関節の機能障害が改善すると、脚の上がりがよくなるだけでなく痛みやシビレなどの症状が軽くなり、楽に身体を動かせるようになっていきます。

仙腸関節の治療

離開法

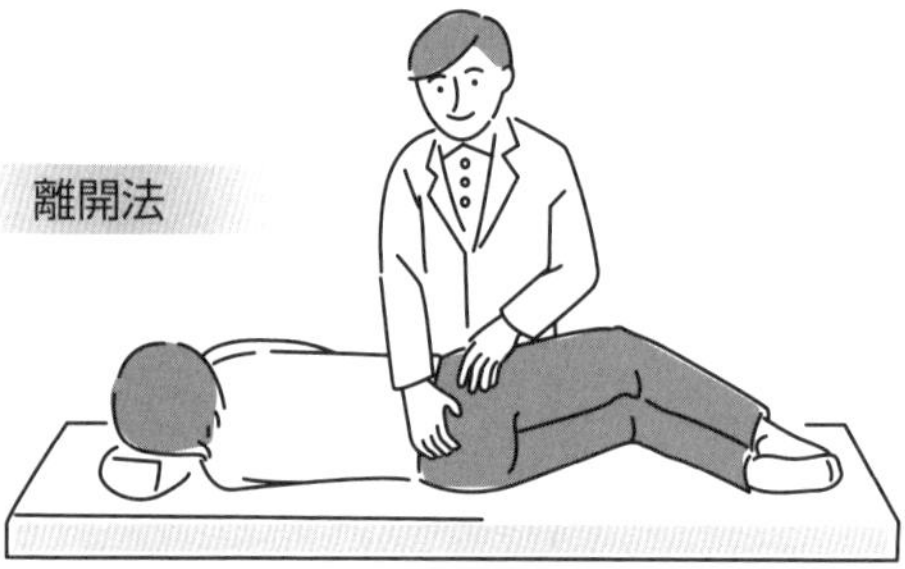

滑り法

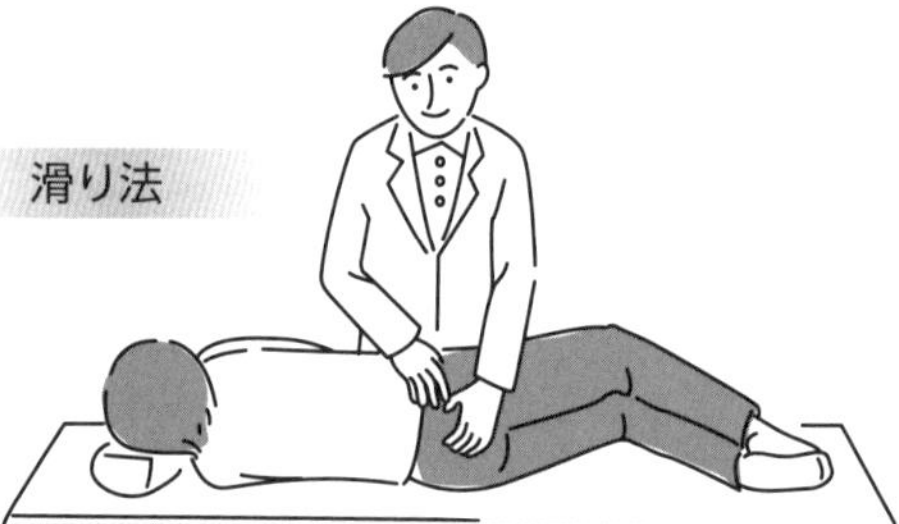

直接関節にふれて、滑らかに動くように治療します

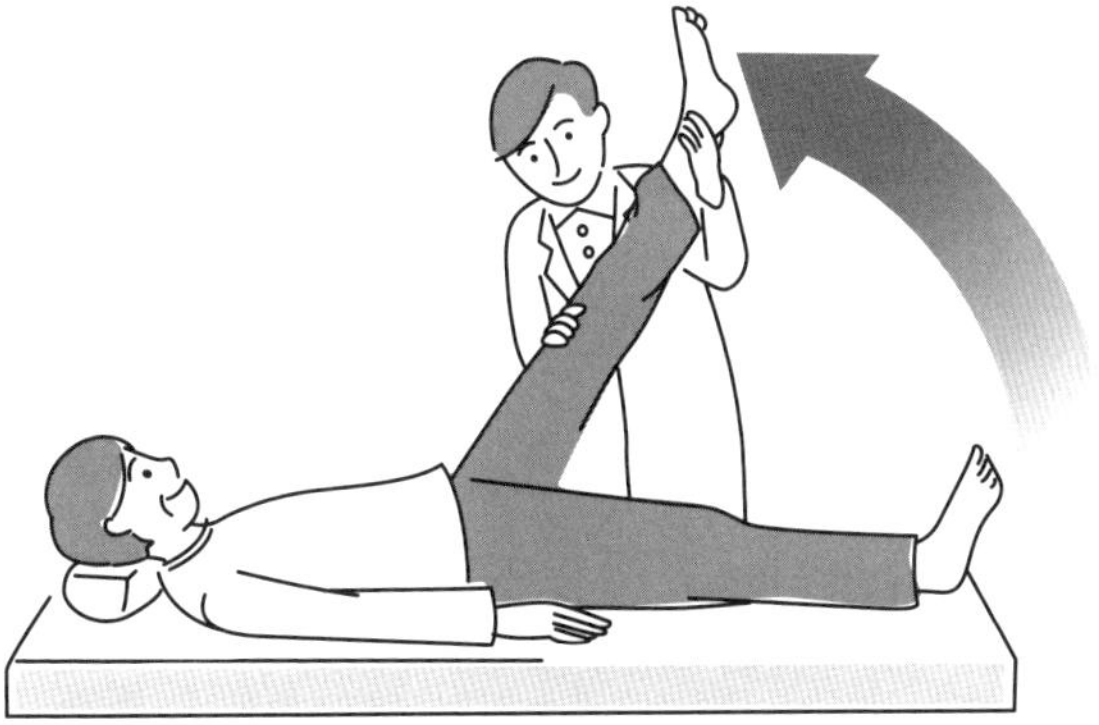

SLRテスト

⑤治療後は仙腸関節の状態や日常生活の注意点や腰痛の予防法などを説明します。

治療頻度は月に1～2回です。仙腸関節に炎症がないか少なければ5、6回ほどの治療の間でよくなっていきます。

炎症が強い場合は、3～6カ月程度が治療期間の目安です。なかには、治りきらない特殊な炎症のタイプも存在しますが、多くは痛みなどの症状が治療前よりも軽くなります。

こんな症状はＡＫＡ-博田法でよくなるかも

レントゲンやＭＲＩを撮り、脊柱管狭窄症、腰椎椎間板ヘルニア、腰椎すべり症などと診断されても、下記のような傾向を示す痛みやシビレなら、ＡＫＡ-博田法でよくなる可能性が高いです！

①痛みやシビレが日時によって強くなったり、弱くなったりする。

例えば、朝の起きはじめの動き出しがつらく、昼にかけて徐々にやわらぎ、夕方や夜になり疲れると症状が強くなります。また、発症部位やその範囲が変化することもあります。

同じ部位がいつも痛むという方でも、詳しく症状をうかがうと、いつも痛みやシビレがあってもその症状には強弱がある傾向があります。このような方も該当します。

②お風呂に入ってよく温めると症状が多少和《やわ》らぐ。

仙腸関節の機能障害による痛みやシビレは、風呂に入って温めると緩和する傾向があります。患者さんによっては、風呂に入っているときはよいが、出るとまたつらくなるという方がいます。これは風呂から出て冷えたことでつらくなるようです。このような方も該当します。

③長時間同じ姿勢でいたり疲れたりすると、症状が悪化したり、その後の動きはじめに痛んだりする（また、横になるなど安静にしていると楽になる）。

④天気によって症状が変化することがある（例えば、雨の降る前や、寒いときの方が調子が悪い）。

このような傾向のある痛みやシビレの多くは、レントゲンやＭＲＩを撮って診断された病名と関係なく関節機能障害が原因です。

お悩みの症状が前述のような傾向の方は、その原因を診断するためにもＡＫＡ-博田法を受診してみるとよいでしょう。

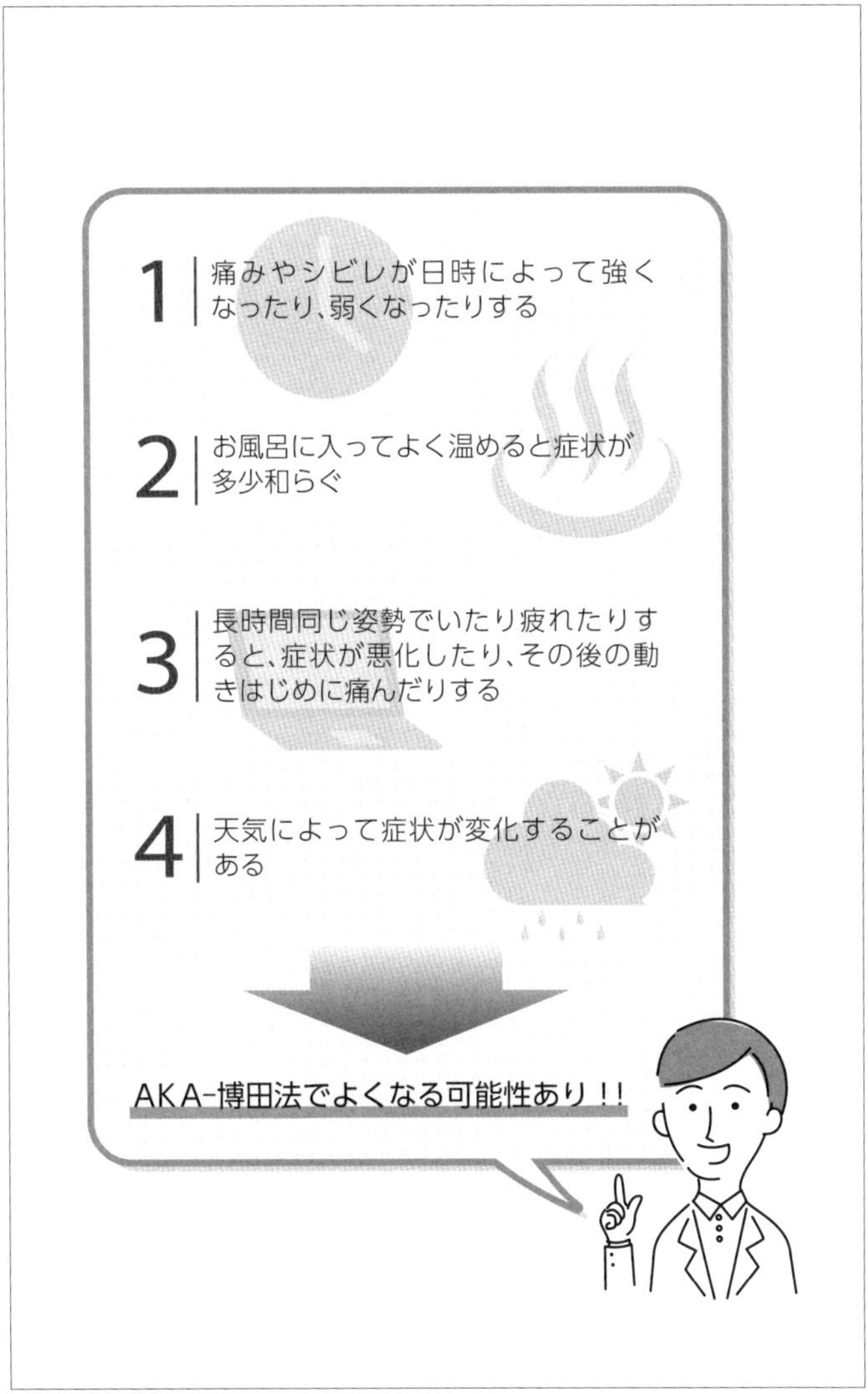
1 痛みやシビレが日時によって強くなったり、弱くなったりする
2 お風呂に入ってよく温めると症状が多少和らぐ
3 長時間同じ姿勢でいたり疲れたりすると、症状が悪化したり、その後の動きはじめに痛んだりする
4 天気によって症状が変化することがある
AKA-博田法でよくなる可能性あり！！

手術の前にＡＫＡ-博田法を！ 大半は手術しなくて済む

「あのときは、強烈なシビレと痛みで動くことができなかった」「激痛でまったく歩けなかった」――だから、手術するしかなかった。患者さんからしばしば聞くお話です。

ＭＲＩで「異常」が写り、いろいろな治療を試みてもよくならず、あまりにも痛みやシビレがひどいと、「手術をしないと治らない」、あるいは「もう手術でも何でもしてくれ」といった心境になるようです。

さて、こういった方々の手術は本当に必要だったのでしょうか。勧められるままに手術をしたが、結局よくならなかった方は、なぜ痛みやシビレが残ったのでしょう。

今となっては推測しかできません。整形外科医は、患者さんを楽にするために手術を勧めます。

しかし、痛みやシビレがどんなにひどくてもＡＫＡ-博田法を行ってみない限り、手術が

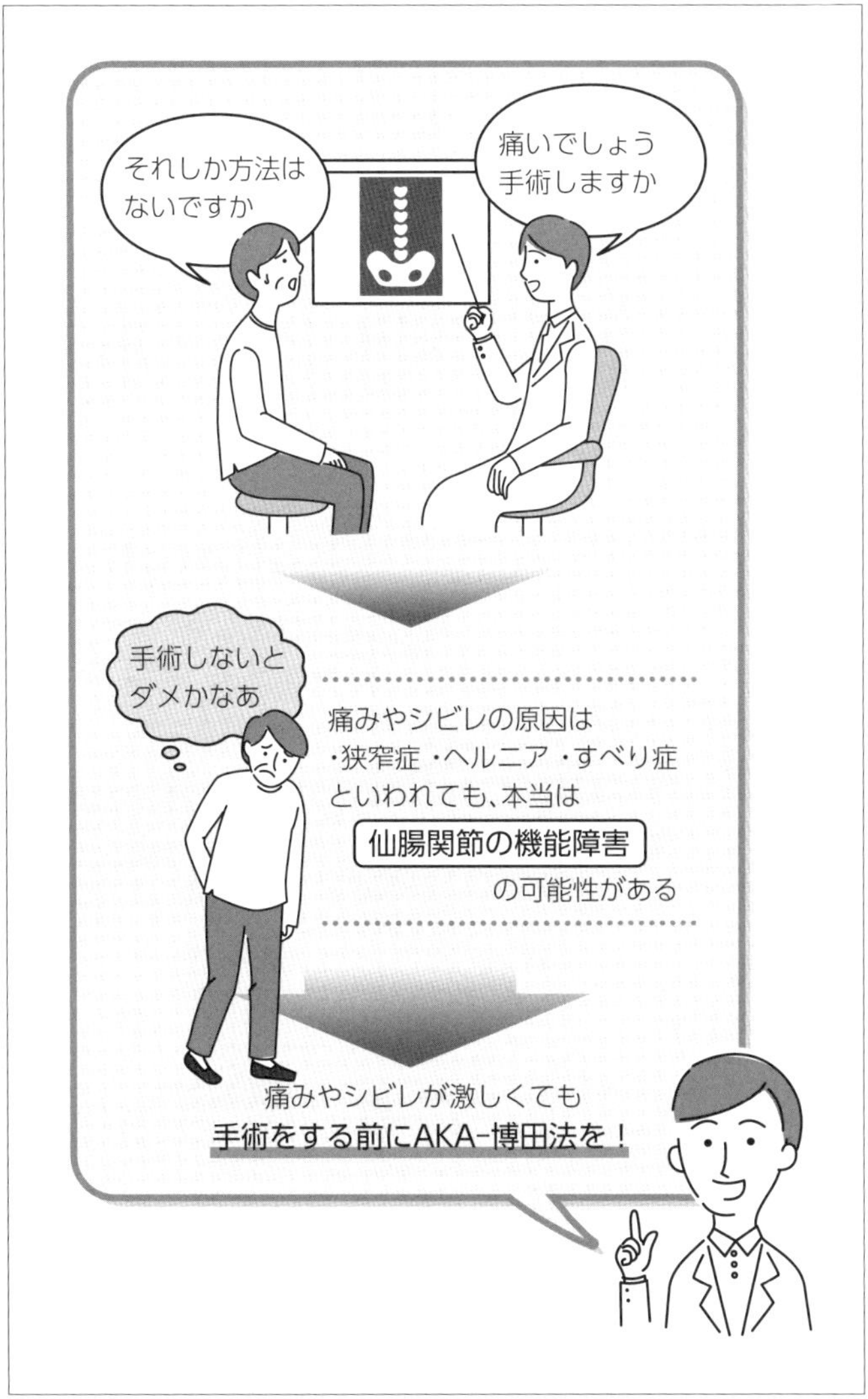
それしか方法は
ないですか
痛いでしょう
手術しますか
手術しないと
ダメかなあ
痛みやシビレの原因は
・狭窄症 ・ヘルニア ・すべり症
といわれても、本当は
仙腸関節の機能障害
の可能性がある
痛みやシビレが激しくても
手術をする前にAKA-博田法を！

必要かどうかはいえないことが多いのです。

前述したように、**激痛やシビレを起こす原因は、狭窄症、ヘルニア、すべり症以外に、仙腸関節の機能障害によるもの**があります。私の経験では、**後者が圧倒的に多数**です。

問題は、整形外科医が痛みやシビレのなかに、仙腸関節の内部の動きが悪いことが原因のものがたくさんあることを知らない点です。

仙腸関節が原因の痛みやシビレは、手術でＭＲＩに写る異常を取り除いても、仙腸関節の内部の動きを治さなければ当然よくなりません。

手術は患者さんにとっては大きな負担です。それに比べてＡＫＡ-博田法は、身体にかかる負担の少ない治療法といえるでしょう。

まずは負担が少なく、原因として最も可能性が高い、仙腸関節の内部の動きを治療すべきだと考えます。

激痛で手術をしたあとの患者さんを数多く診てきました。そして、当時の症状を聞く限りでは、「きっとその手術は要らなかった。手術の前にＡＫＡ-博田法を行っていれば、今頃は痛くない日々を送れていたのではないか……」と思う患者さんは少なくありません。

激痛で整形外科医から手術を勧められても、**まずはＡＫＡ-博田法を受診してみるとよ**いでしょう。

腰椎椎間板ヘルニアといわれたあなたへ

腰痛を起こす疾患のなかで、よく知られているのが腰椎椎間板ヘルニアです。

通常足腰に痛みやシビレを感じＭＲＩでヘルニアがはっきりと写ると、腰椎椎間板ヘルニアと診断されます。専門の医師からＭＲＩを見ながら説明を受ければ、多くの方は納得するでしょう。

しかし、**ヘルニアが本当に痛みやシビレの原因か？　というと、これは要注意**です。前述したように、ＭＲＩだけで見極めるのは不十分なためです。いわゆるヘルニアのような痛みやシビレを引き起こす原因にはＭＲＩに写るヘルニアのほかに、もう1つ重要な原因があります。それが仙腸関節の内部の動きが悪い、関節の機能障害です。

では、どちらが本当の原因か？　その見極め方が重要で、主に2通りあります。

1つ目は飛び出したヘルニアを手術で取り除いたりする外科的な方法です。それにより

腰椎椎間板ヘルニア

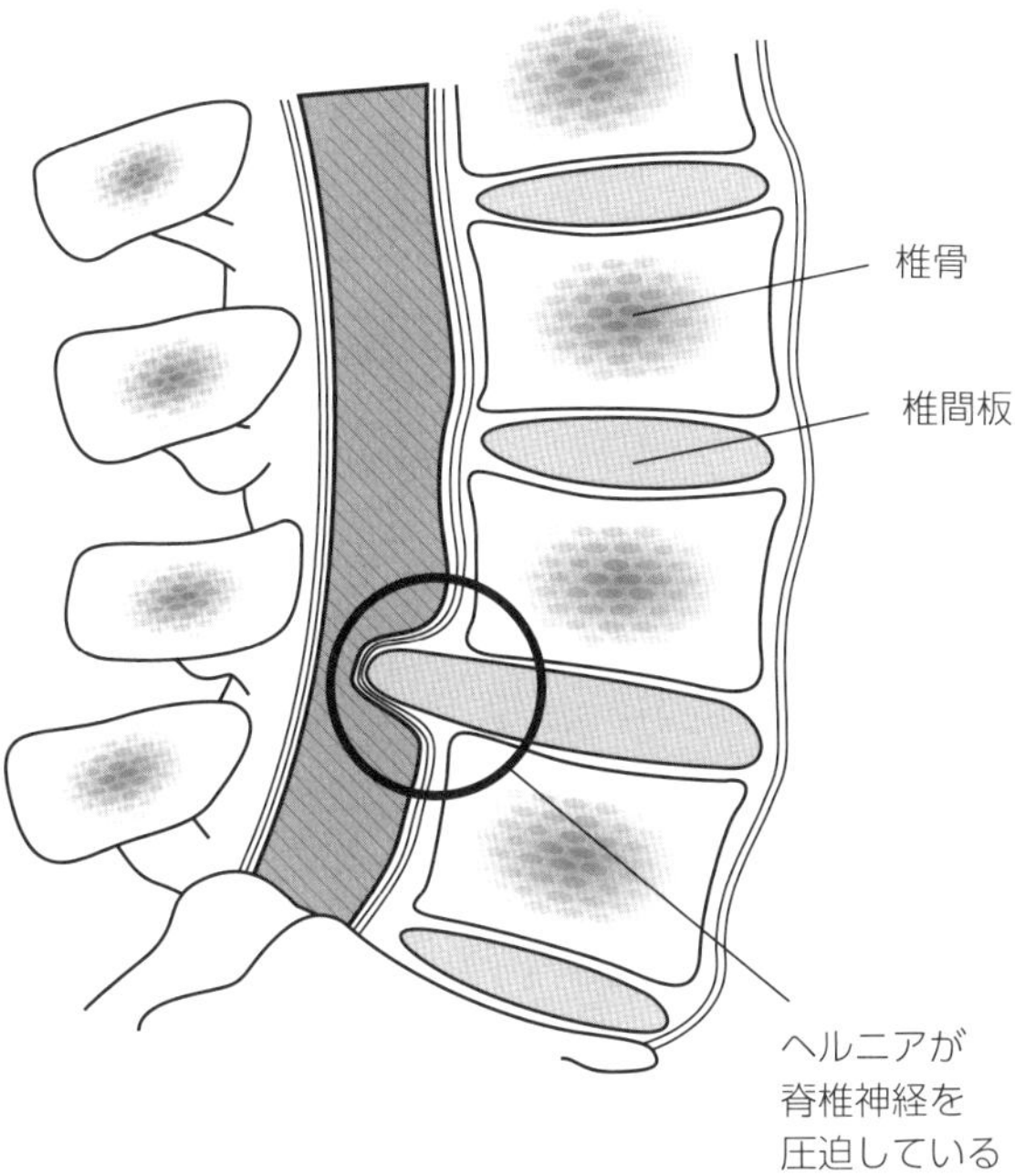
椎骨
椎間板
ヘルニアが
脊椎神経を
圧迫している

痛みやシビレが術後、短期間でよくなればヘルニアが原因であったと診断できます。逆に短期間によくならなければヘルニアが原因ではないといえるでしょう。

そして2つ目がAKA-博田法で関節機能障害を治療してみることです。これにより痛みやシビレがよくなれば、関節機能障害が原因であると診断できるし、よくならなければ1つ目の原因を考えます。

では、手術をするか？　それともAKA-博田法をするか？

まずは確率が高いもの、身体への負担が少ないものから行うのが妥当でしょう。手術は1度行うと元の身体に戻すことはできません。また、患者さんの身体や日常生活にも大きな負担となります。

それに対してAKA-博田法は患者さんの身体に触れて関節を優しく動かすだけなので、負担は少ないといえるでしょう。何度も強調するように、私の経験では**ヘルニアと診断された方の痛みやシビレの多くは、仙腸関節の内部の動きが悪い、関節の機能障害が本当の原因**です。

以上の点からまずはAKA-博田法を行い、それでもよくならない場合には手術などを

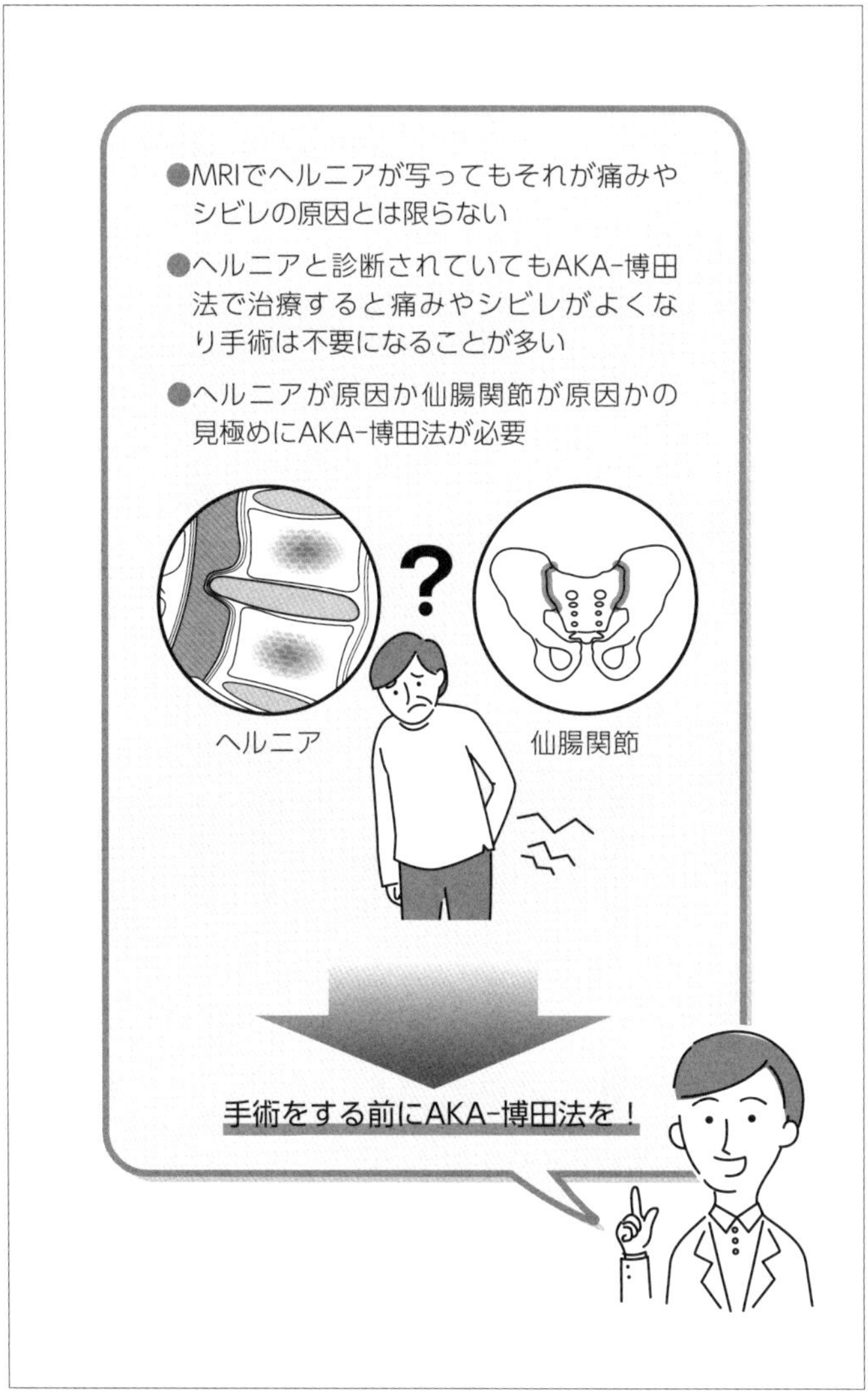
●MRIでヘルニアが写ってもそれが痛みやシビレの原因とは限らない
●ヘルニアと診断されていてもAKA-博田法で治療すると痛みやシビレがよくなり手術は不要になることが多い
●ヘルニアが原因か仙腸関節が原因かの見極めにAKA-博田法が必要
?
ヘルニア
仙腸関節
手術をする前にAKA-博田法を！

検討するのがよいでしょう。腰の手術後に、「手術なんかするんじゃなかった！」と後悔しないよう、少なくとも手術を検討する前にＡＫＡ-博田法を受けるのが望ましいでしょう。

ここで**重要なのは、一般的な整形外科医は関節機能障害という病気を知らないため、「これは関節機能障害かな？」と疑うことなく手術をしてしまう**ことです。

腰椎椎間板ヘルニアと診断された患者さんのなかには、かなり高い割合で本当は仙腸関節の機能障害が原因の方が含まれています。手術をしたのに症状がよくなっていない方は、その可能性が高いといえます。

関節機能障害が原因であればそれを治さない限り、手術でヘルニアをきれいに取り除いても痛みやシビレはなくなるわけがないのです。

足腰の痛みやシビレに悩み、ＭＲＩでヘルニアが写り、手術といわれても、まずはＡＫＡ-博田法を受診してみる必要があるでしょう。

コラム

手術に対する考え方は変わりつつある

椎間板ヘルニアに対する安静臥床、保存療法と手術療法（Love 法）の比較について述べる。

【椎間板ヘルニアに対する保存療法と手術療法との比較】

・治療成績は治療後1年以内では手術療法群の治療成績が保存療法群のそれより優位であるが、４年以上経過すると両者の差がなくなり、10年後の時点では下肢痛や腰痛を有する症例は両群ともに存在しない。

椎間板ヘルニアの治療において、短期間では保存療法よりも手術療法が有意であるが、長期的に見れば保存療法と手術療法の治療成績には差がないと報告されている。

・手術は最新の方法を早期に行えばよいとは限らない。

ヘルニアが見つかると「すぐに手術をしないと」と焦ったり、手術のやり方について最新のものを求めたりするでしょう。『腰痛』によると、手術の実施について、その決断を3～

6カ月遅らせても早期手術群と成績は変わらない、手術のやり方も、従来から行われている椎間板切除術を超える手技はいまだ現れていないといってよいと結論づけている（『腰痛』〈菊地臣一著、医学書院〉より）。

腰椎椎間板ヘルニアの症例

40代のJ男さんは腰椎椎間板ヘルニアの手術をしましたが、その後も腰痛と右下半身の痛みやシビレで苦しんでいます。

J男さんが腰椎椎間板ヘルニアと診断されたのは5年前。MRIの画像を見ながら、整形外科医から「手術しかありません」といわれたそうです。J男さんも「救われる道は手術しかない」と思い手術を受けることを決断しました。

手術後、入院して安静にしていたときは痛みがやわらいでいました。しかし、元の生活に戻るに従って徐々に痛みとシビレが再発してしまったのです。鎮痛薬を服用しながら仕事をしていましたが、ぎっくり腰も繰り返すようになり、仕事に支障が出はじめました。

「これではいけない。何かよい治療法はないか」と思い、私の診察を受けました。

腰椎椎間板ヘルニア

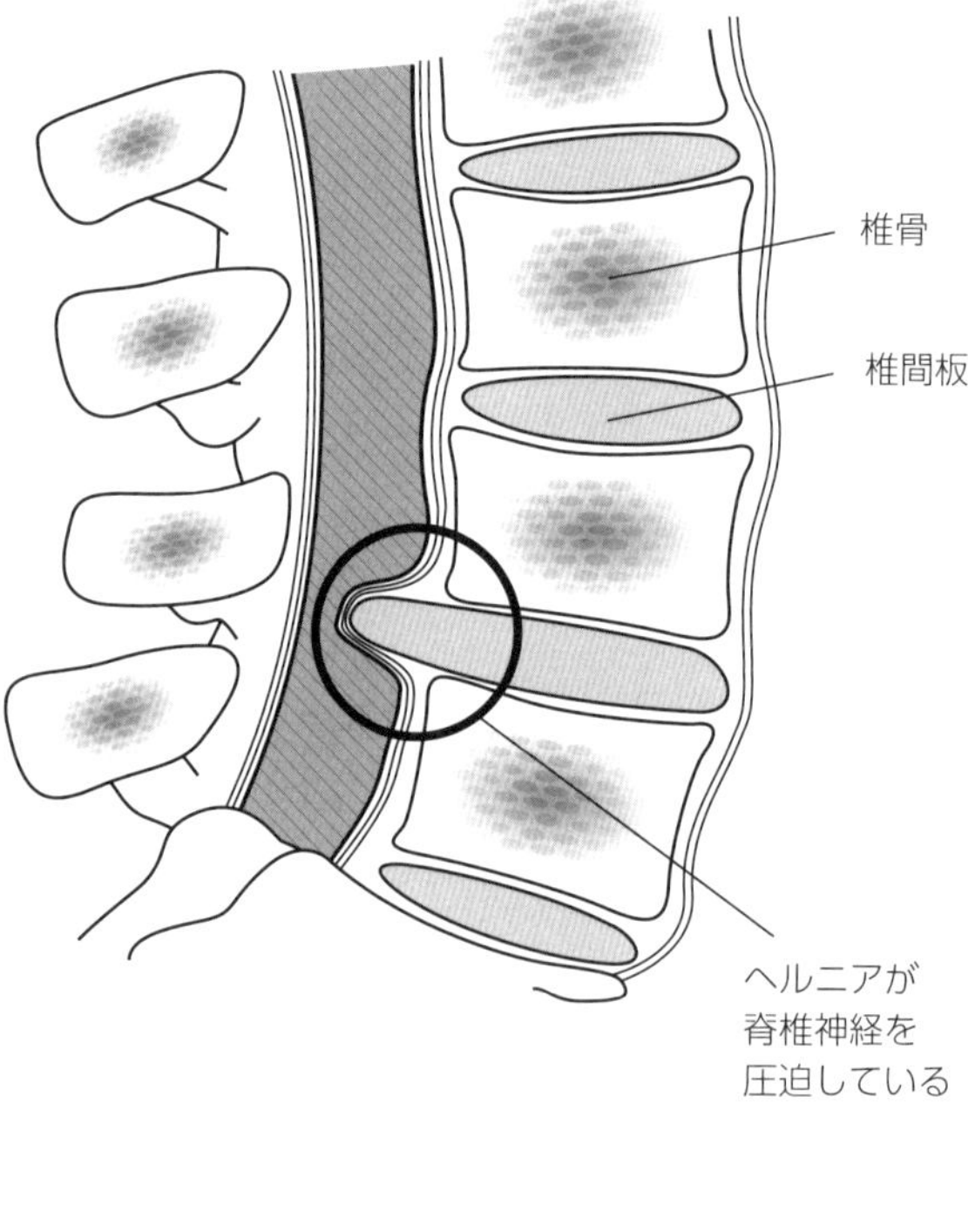
椎骨
椎間板
ヘルニアが
脊椎神経を
圧迫している

J男さんの場合、すでに腰椎椎間板ヘルニアの手術を受けています。その状態で痛くなったことから、2つの可能性が考えられました。

①痛みの原因として「ヘルニアの再発」。②もともと痛みの原因はヘルニアではなく、仙腸関節の内部の動きが悪くなっている、関節の機能障害や心療内科的な疾患など、MRIなどの「画像診断では見つからない別の病気」です。

もし、①であれば、もう一度手術をする必要があるかもしれません。②の場合は、AKA-博田法を用いることで診断と治療ができます。他にも心療内科的な原因もありえますが、ぎっくり腰を繰り返しているという点から、仙腸関節の内部の動きが悪くなっている、関節の機能障害が最も疑われました。最も治る可能性が高く、身体への負担も少ないAKA-博田法をまず受けてみるのがよい、私はそのように考えました。

「1回目のAKA-博田法を受けたあと、2日程度痛みが強くなったものの、その後は痛みが軽くなりました。受診開始から2カ月目、今回の治療後は1週間程度調子がよいと感じたものの、その後はまた痛みが強くなりました。開始から4カ月目、痛みもシビレも楽になり、薬も必要なくなりました」

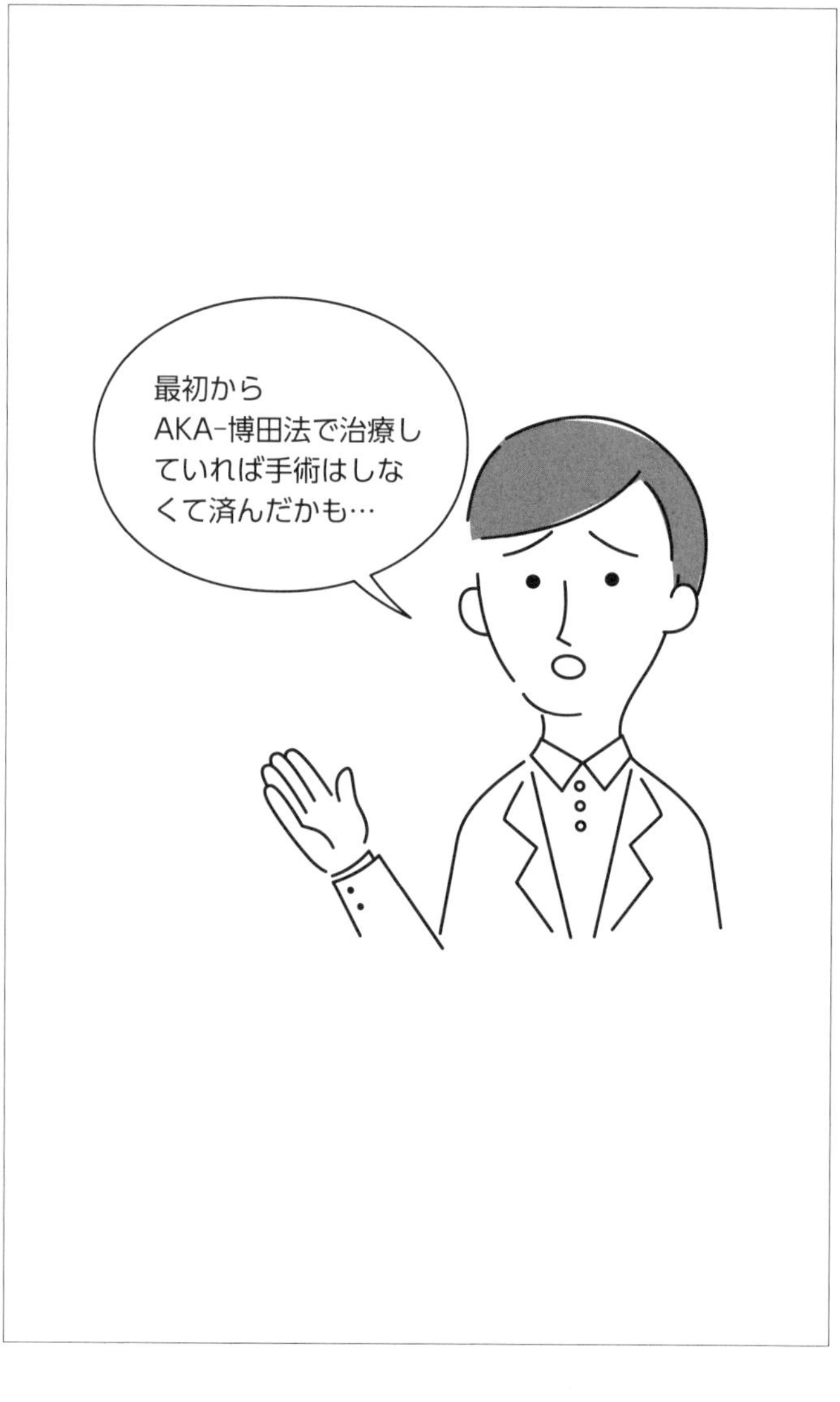
最初から
AKA-博田法で治療し
ていれば手術はしな
くて済んだかも…

Ｊ男さんの場合、ぎっくり腰を繰り返していました。ＡＫＡ-博田法を行う医師は、ぎっくり腰を繰り返す患者さんを診ると、まずは仙腸関節の内部の動きが悪くなっている、関節の機能障害を疑います。

ヘルニアの手術前後は仕事を休んでいたため、仙腸関節にかかる負担が減り、痛みが一時的に軽くなったのかもしれません。しかし、手術で痛みの原因ではないヘルニアを取り除いても、本当の痛みの原因である仙腸関節の機能障害は治っていません。そのため、元の生活に戻り徐々に仙腸関節への負担が増えて、痛みやシビレを再発したのです。

なによりＡＫＡ-博田法を行うことで、Ｊ男さんの痛みとシビレが改善したことから、**痛みの原因は仙腸関節の内部の動きが悪くなっている、関節の機能障害**であったことがわかりました。

手術したときは本当に腰椎椎間板ヘルニアが痛みの原因であり、仙腸関節の機能障害は手術のあとに起こったのかもしれません。しかし、手術前の痛みも本当は仙腸関節の機能障害が原因であったのかもしれません。もしヘルニアの手術前にＡＫＡ-博田法を受けていたら、「手術を受ける必要がなかった」可能性もあったでしょう。

❖腰椎椎間板ヘルニアの症例

・50代女性（趣味：テニス）

・前医での診断名

腰椎椎間板ヘルニア。

リハビリや神経ブロックを受けたが、効果はなかった。鎮痛剤を飲むと症状は緩和するが、薬が切れると元に戻る。いつまでも薬を飲み続けていても仕方がないと思い、当院来院。

・初診時症状

・右殿部から下肢の痛み。

・右下腿から足のシビレ。

・お風呂に入ると痛み、シビレともに軽減する。

・疲れると症状は強くなる。

・低気圧が来る前に調子が悪くなるなど、天気の影響あり。

腰椎椎間板ヘルニアの症例

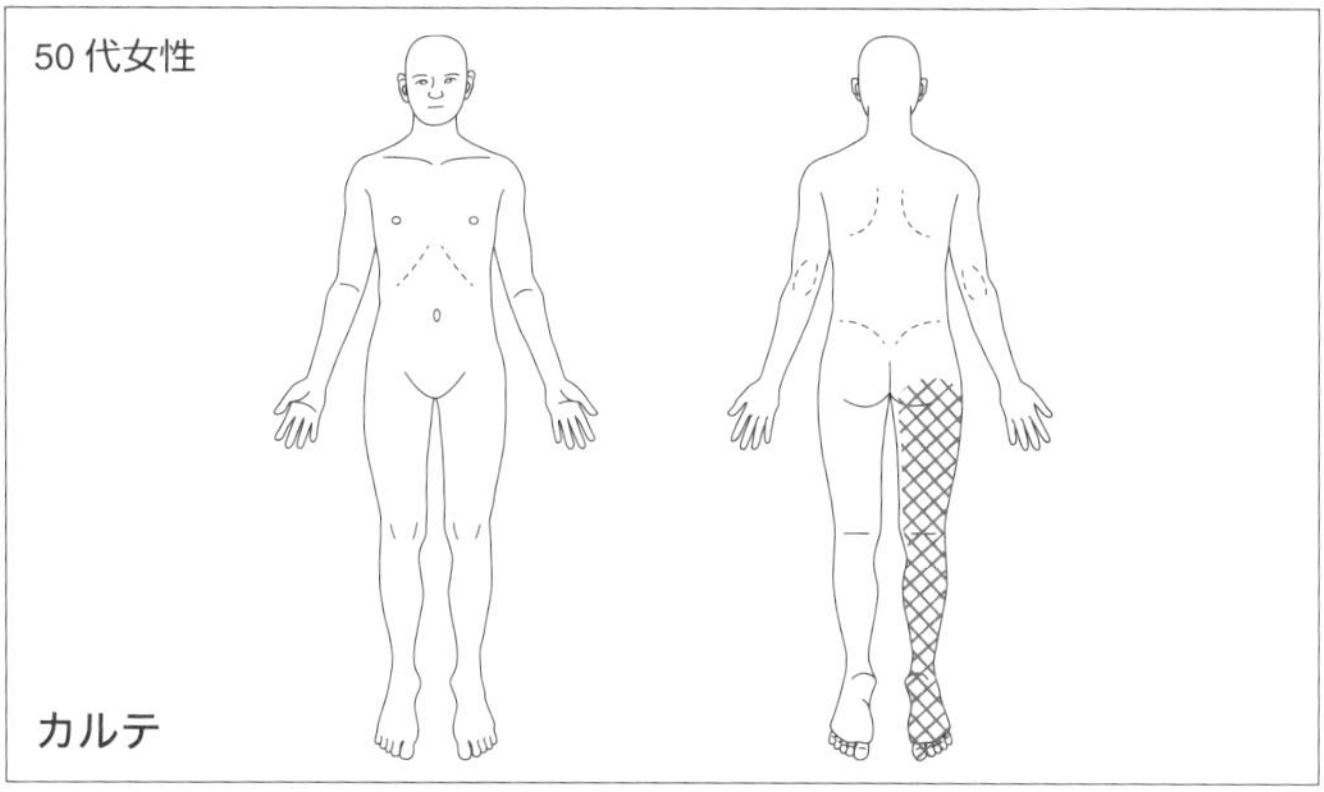

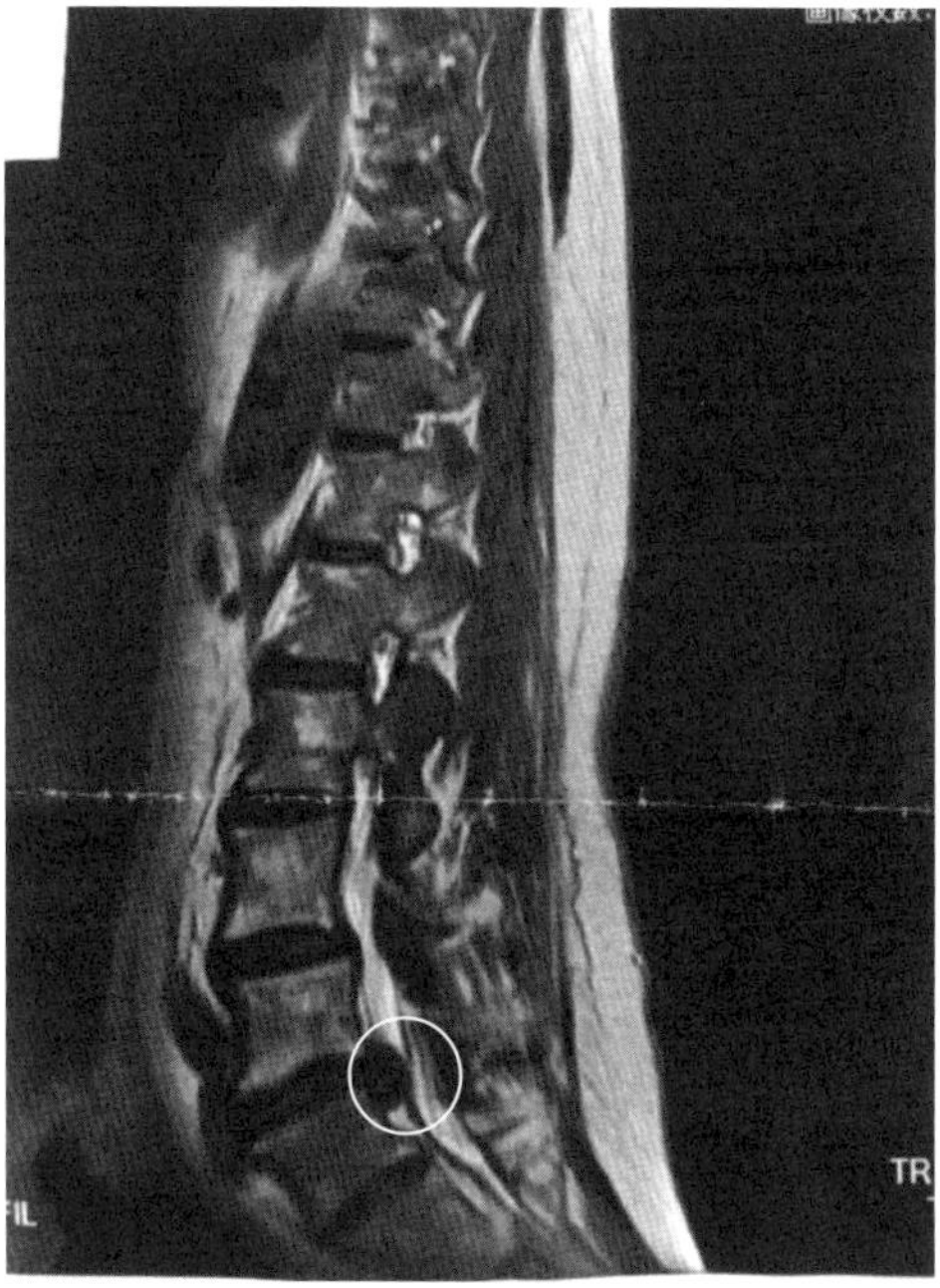

MRI画像
○部分にヘルニアを認める

・AKA‐博田法による治療

・2回目：前回後症状に変化はない。

・3回目：前回後、3日くらい少し腰痛が増し、その後元の痛みに戻る。

・4回目：前回後、2日ほど痛みが増す。その後1週間は午前中の痛みが楽になる。今日はほぼ痛みなく、シビレが右坐骨辺りに少し感じる。

・6回目：痛み、シビレともにほとんどなくなった。掃除などの中腰作業で一時的に腰が痛くなることがあるが、すぐに回復する。

・8回目：3時間歩いて腰が痛くなることがあったが、調子は大分よい。

・9回目：腰下肢痛、シビレともにない。いったん治癒とする。

・考察

この方はMRIをみると、ヘルニアが写っています。しかし、仙腸関節の機能障害を治療したことで痛みとシビレがよくなりました。つまり、**痛みやシビレの原因は飛び出したヘルニアではなく、仙腸関節の内部の動きが悪い、関節の機能障害**であったのです。

この方はAKA‐博田法での治療後に何度か痛みが増強することがありました。この方のように仙腸関節が炎症を起こしている場合、治療過程で時々症状が増すことがあります。治療を重ねるうちに仙腸関節の炎症は治まり、痛みも軽減してきました。

お風呂に入るなどして温めると緩和するのは仙腸関節が原因の症状の特徴です。

テニスやゴルフなど身体を捻るスポーツは仙腸関節への負担となり、痛みやシビレを引き起こすことがあります。

治療期間中はテニスを控えていただきました。現在はよくなってテニスもできているそうです。

❖腰椎椎間板ヘルニアの症例

・70代女性
・前医での診断名
腰椎椎間板ヘルニア。

70 代女性

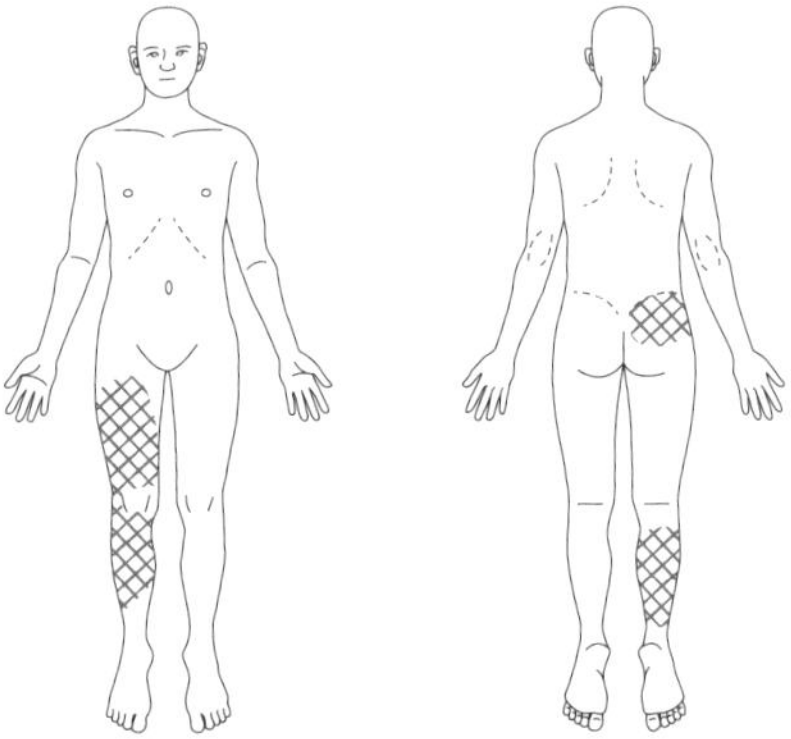

カルテ

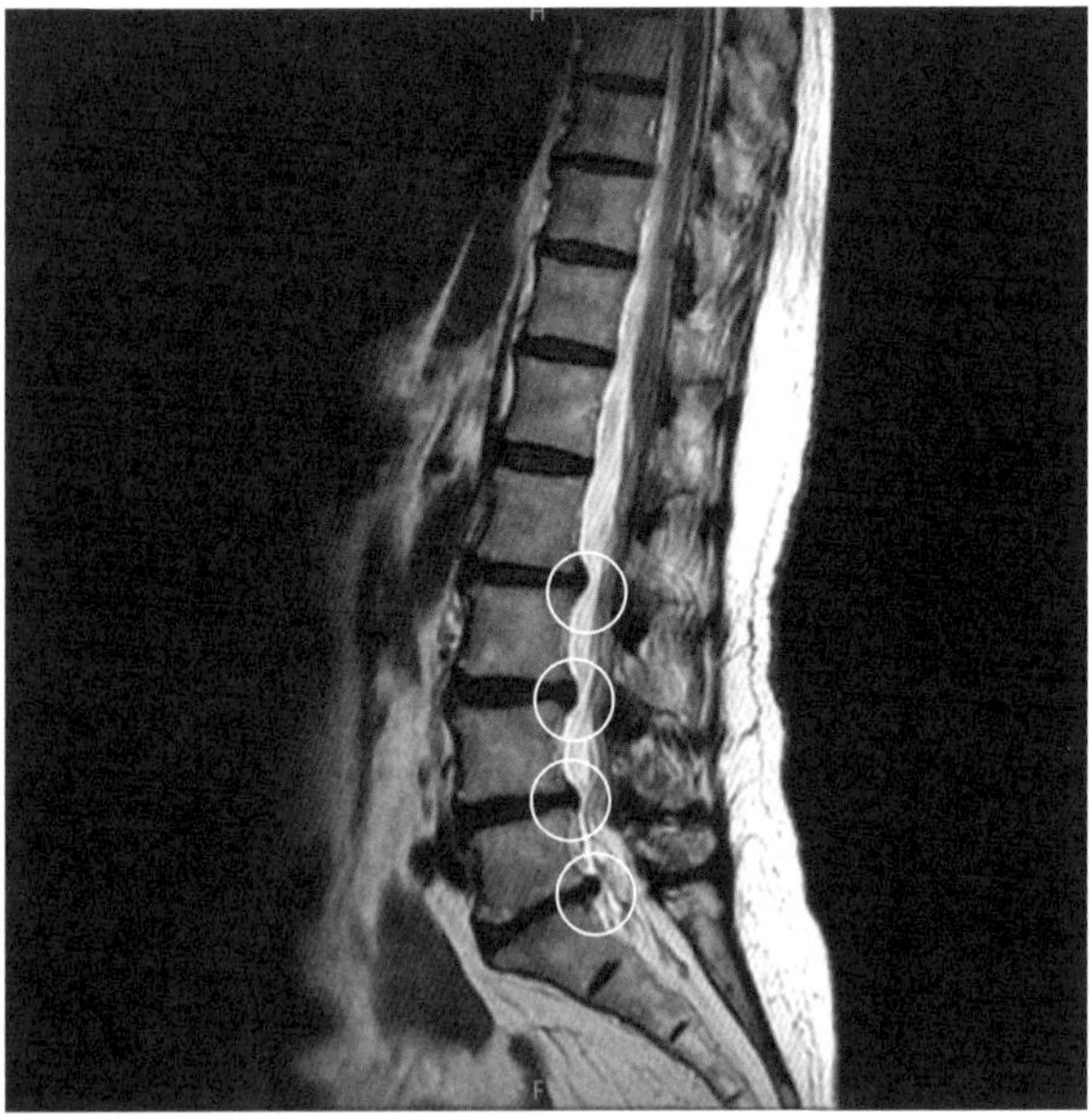

MRI 画像

○部分にヘルニアを認める

・初診時の症状
右腰の痛みと突っ張り感、右大腿部痛。5～6分座っていると右下肢がシビレてくる。

・AKA-博田法による治療
・3回目：痛み、シビレともによくなり、座れるようになる。
・4回目：たまに右下腿がわずかにシビレる程度となる。この頃から徐々に体操を始めてもよいと伝える。
・7回目：シビレもなくなる。治癒とする。

・考察
この方の**痛みやシビレの原因は、ヘルニアではなく仙腸関節の内部の動きが悪い、関節の機能障害**でした。立位、座位など一定期間の同一姿勢や、座っていた後に立ち上がるときなどに痛みやシビレを発症することが多々あります。同じ姿勢でいることで仙腸関節が動かなくなってしまい、機能障害を生じるためです。
こういった傾向を示す痛みやシビレは仙腸関節の機能障害の疑いがあります。AKA-博田法で再診断するとよいでしょう。

❖腰椎椎間板ヘルニアの症例

・50代男性（趣味：テニス）

・前医での診断名

腰椎椎間板ヘルニア。

鎮痛剤、神経ブロック、リハビリなどの治療を受けるもよくなる様子がなく、また手術もしたくないため、当院来院。前に通っていた整形外科では、「手術をしてプレートを入れましょう」といわれた。

・初診時の症状

・腰の痛みとコリ感：3年前にぎっくり腰をして以来続いている。

・左下肢痛：2カ月前から激痛のため、杖を使って歩いている。

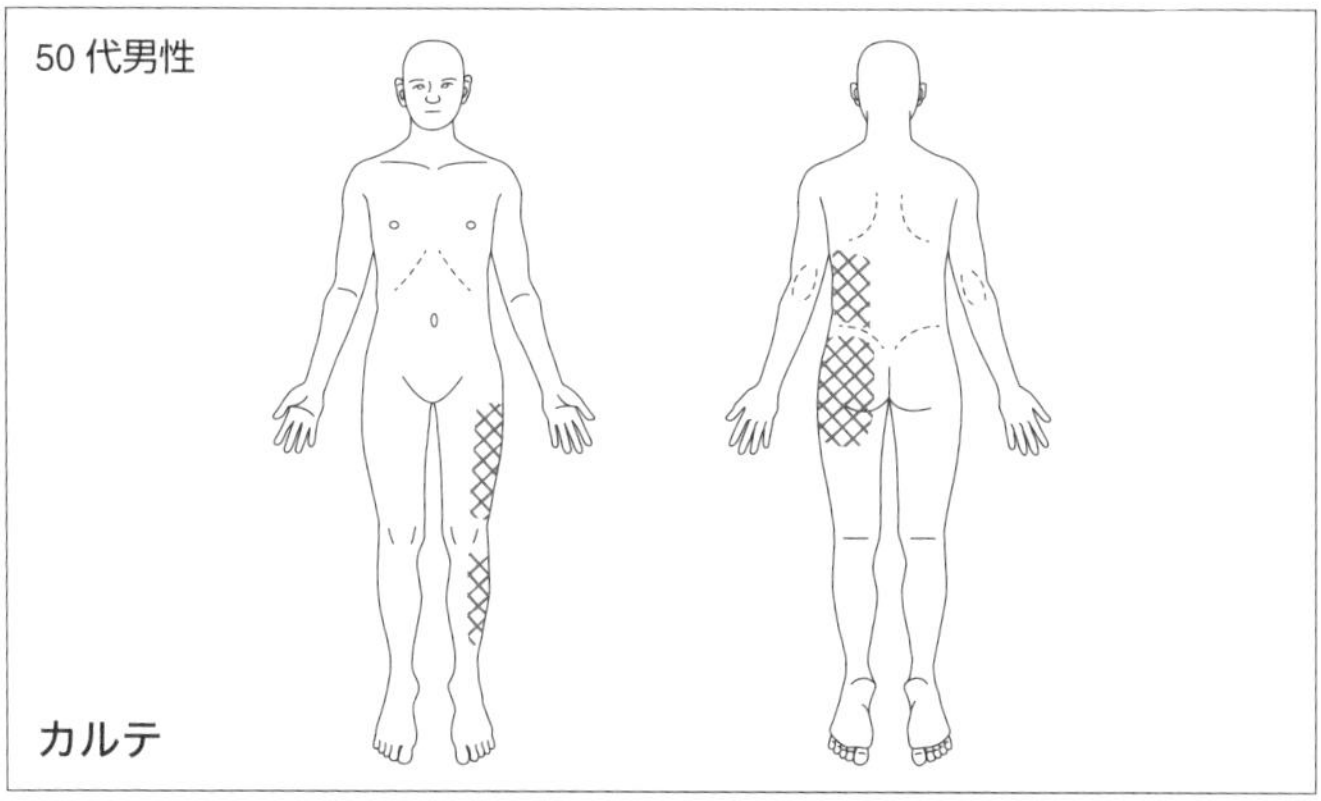

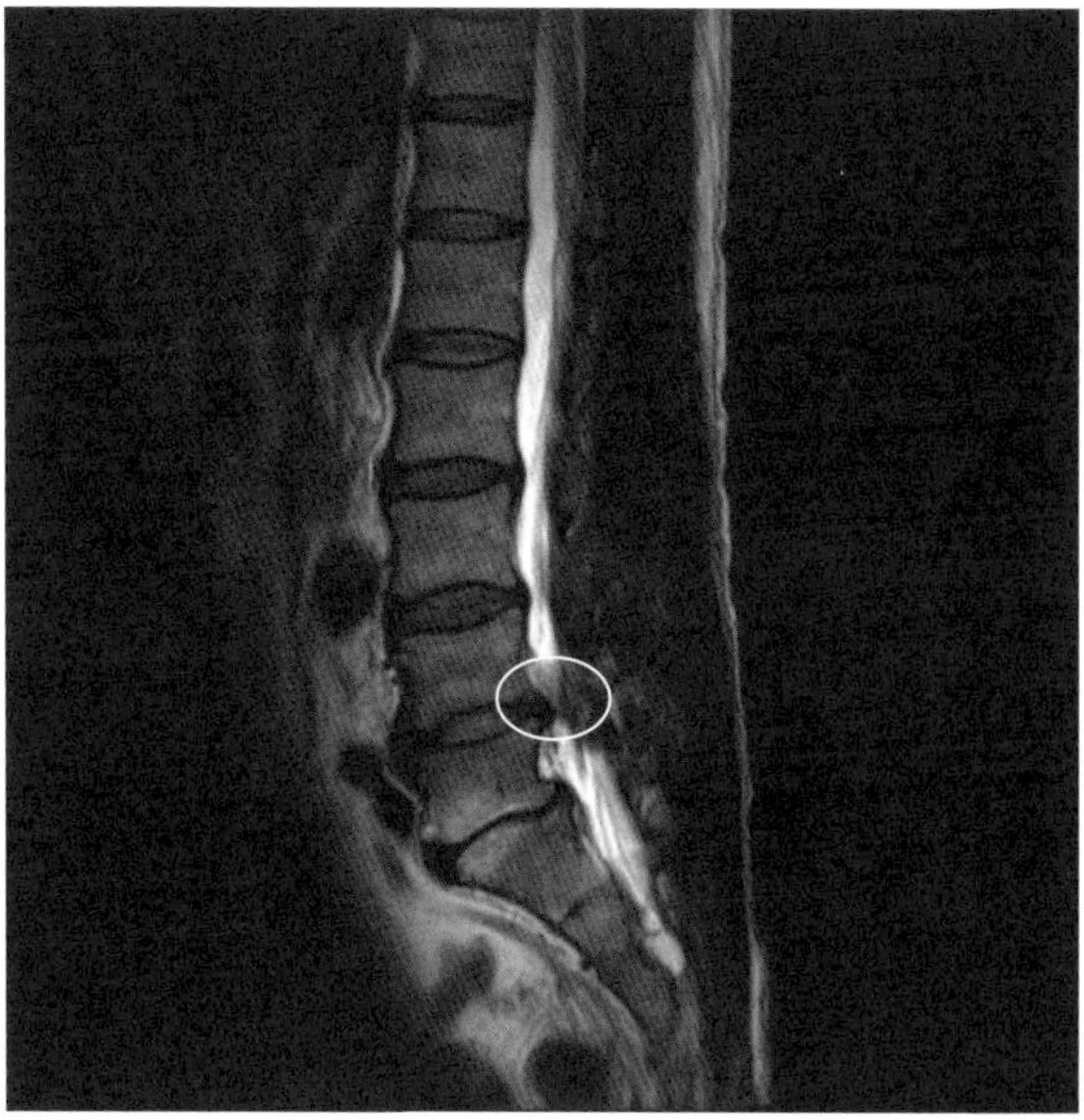

MRI 画像
○部分にヘルニアを認める

●ＡＫＡ-博田法による治療

・２回目：初めての治療後、２〜３日痛みが増強、その後徐々に痛みが軽減。左下腿は冷たく刺すような痛みがある。腰から左大腿部には張り感がある。50ｍ歩くと痛くなる。

・３回目：前回治療後、杖なしで２００ｍ歩ける。まだ電車に乗るときは不安なため、杖を使っている。

・５回目：１㎞歩けるようになる。歩いたり立ったりしていると左脛辺りが痛くなる。

・７回目：左腰下肢痛は８割減、１時間歩けるようになる。左腰の重さは残り、時に左下肢がピリピリする。

・９回目：左腰下肢痛は９割減。左腰は張り感と朝わずかに痛む程度。

以後、朝、少し左腰が張る感じと左脛のわずかなピリピリ感は残るものの、日常生活はほぼ支障なく送れるようになる。現在は時々起こる弱い症状に対し、予防も兼ねて時々受診している。

・考察

仙腸関節の内部の動きが悪くなる、関節の機能障害でも、重症の方では数m歩くだけで痛くなるという方がいます。その場合、AKA-博田法で仙腸関節を治療すると、歩行距離は徐々に伸びてくるようです。この方は当初50m歩くと痛くなっていましたが、治療により歩行は問題なくなりました。つまり、**仙腸関節の内部の動きが悪い、関節の機能障害が痛みやシビレの本当の原因**であったのです。

患者さんのなかには著しく改善しても完全には治りきらないタイプの方（関節炎特殊型〈48ページ参照〉）がいらっしゃいます。この場合、時々治療することにより、よりよい状態を保つことが可能になります。

❖腰椎椎間板ヘルニアの症例

・60代男性（趣味：ゴルフ）

・前医での診断名

腰椎椎間板ヘルニア。

検査入院の結果、手術を勧められ、手術せずによくなる方法はないか、と思いご来院。手術を勧められたこともあり、気分も落ち込みがちとのこと。

他にいくつかの病院を受診しており、ヘルニア以外に腰部脊柱管狭窄症と診断し、手術を勧める病院もあった。治療は痛み止めの薬、牽引、コルセット、神経ブロックなどを行っていた。

●初診時の症状

腰痛右下肢後面から足底のシビレと張り感。

●AKA-博田法による治療

・2回目：初回の治療後、腰痛わずかに軽減。
・3回目：腰痛は軽減するもまだ残っている。初診時よりは改善している感じがする。
・5回目：右下肢後面のシビレや張り感は、時々感じる程度で減ってきている。腰痛も改善傾向である。日常生活動作が楽になってきた。
・6回目：症状はほぼよくなってきている。大体1割程度残っているくらい。

腰椎椎間板ヘルニアの症例

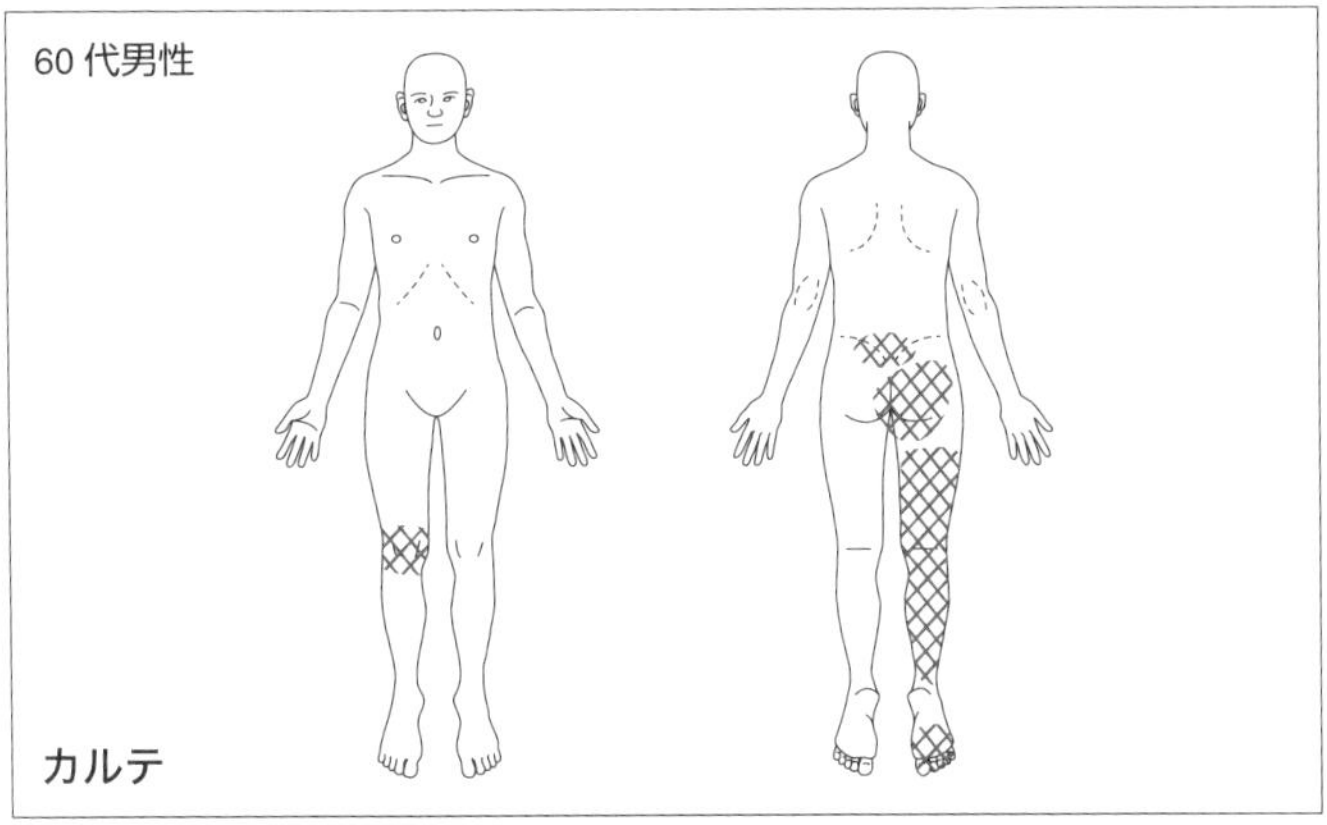

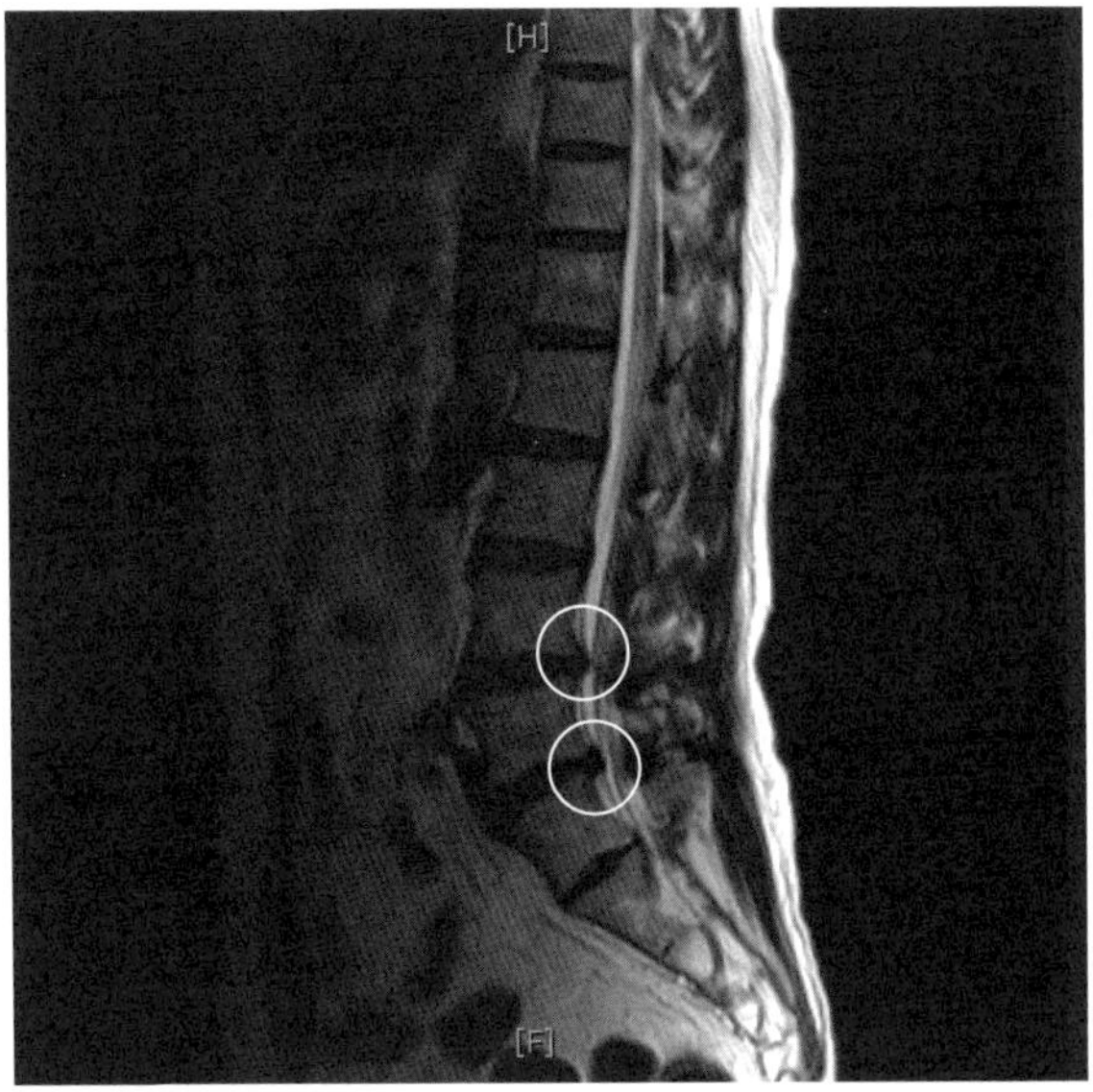

MRI画像
○部分にヘルニアを認める

・考察

この方の**痛みやシビレ、張り感の原因は、腰椎椎間板ヘルニアでも腰部脊柱管狭窄症でもなく、仙腸関節の内部の動きが悪くなっている、関節の機能障害**でした。前医で勧められるままに手術を受けていたら、MRI上のヘルニアや狭窄は改善されても、痛みやシビレ、張り感はよくならなかったでしょう。

治療当初は趣味のゴルフをお休みしていただきました。ゴルフは仙腸関節の動きを悪くしやすいスポーツだからです。今ではほとんどよくなったので、好きなゴルフを楽しむために時々治療を受けています。

腰の手術をしたのによくならなかったという話を聞いたことがある方もいるでしょう。そのような方の多くが、実は仙腸関節の内部の動きが悪い、関節の機能障害が本当の原因なのです。仮に手術を勧められても、まずはAKA-博田法で再診断することが必要です。

腰部脊柱管狭窄症といわれたあなたへ

新聞やテレビのニュースで裁判の結果についての報道はよく行われます。裁判は過去の判例に基づいて結果の出ることがほとんどです。しかし、それにこだわるあまり今日の社会事情にあわない判決が出ることもあり、そのようなときは特に大きく取り扱われます。これと同じような現象が、医療の世界でも起こっています。

例えば、脊柱管狭窄症は背骨にある神経の通り道の「脊柱管」が腰椎や周囲の靱帯の変性、腰椎すべり症などが原因で狭くなり、神経に障害を及ぼす疾患です。中高年の人々が悩む腰痛原因の１つで、間欠性《かんけつせい》跛行《はこう》をきたす疾患として知られています。

間欠性跛行とは、しばらく歩くと下肢に痛みやシビレが生じ、少し休むとまた歩けるようになる状態をいいます。５００ｍ歩いて休んでいたのが、重症になるに従って４００ｍ、３００ｍと短くなり、なかには数ｍ歩くだけでつらいという方もいます。

図を見ていただくとわかるように、脊柱管狭窄症では脊柱管が狭くなり神経を圧迫しています。整形外科医から「これがあなたの痛みの原因です」と説明されれば、患者さんが納得するのも当然です。

治療は、まず消炎鎮痛薬などの薬物療法やブロック注射などで対症療法を行います。改善しない場合は手術を検討することもあります。

ここ数年私のクリニックの患者さんで最も多いのが、この脊柱管狭窄症と診断された方です。

しかし、脊柱管狭窄症について**患者さんの知らない重要なこと**があります。

①ＭＲＩで脊柱管が狭くなって神経を圧迫しているようにみえても痛みやシビレがない方がいます。

②間欠性跛行を訴えて狭窄症が疑われてもＭＲＩを撮ると異常がない方がいます。

③ＭＲＩを撮った結果、脊柱管の狭窄が見つかったため手術で狭くなった脊柱管を広げたが、つらい症状はよくなっていないという方がいます。

つまり**ＭＲＩに写る脊柱管の狭窄の状態と、患者さんの痛みやシビレの症状は一致しな**

腰部脊柱管狭窄症

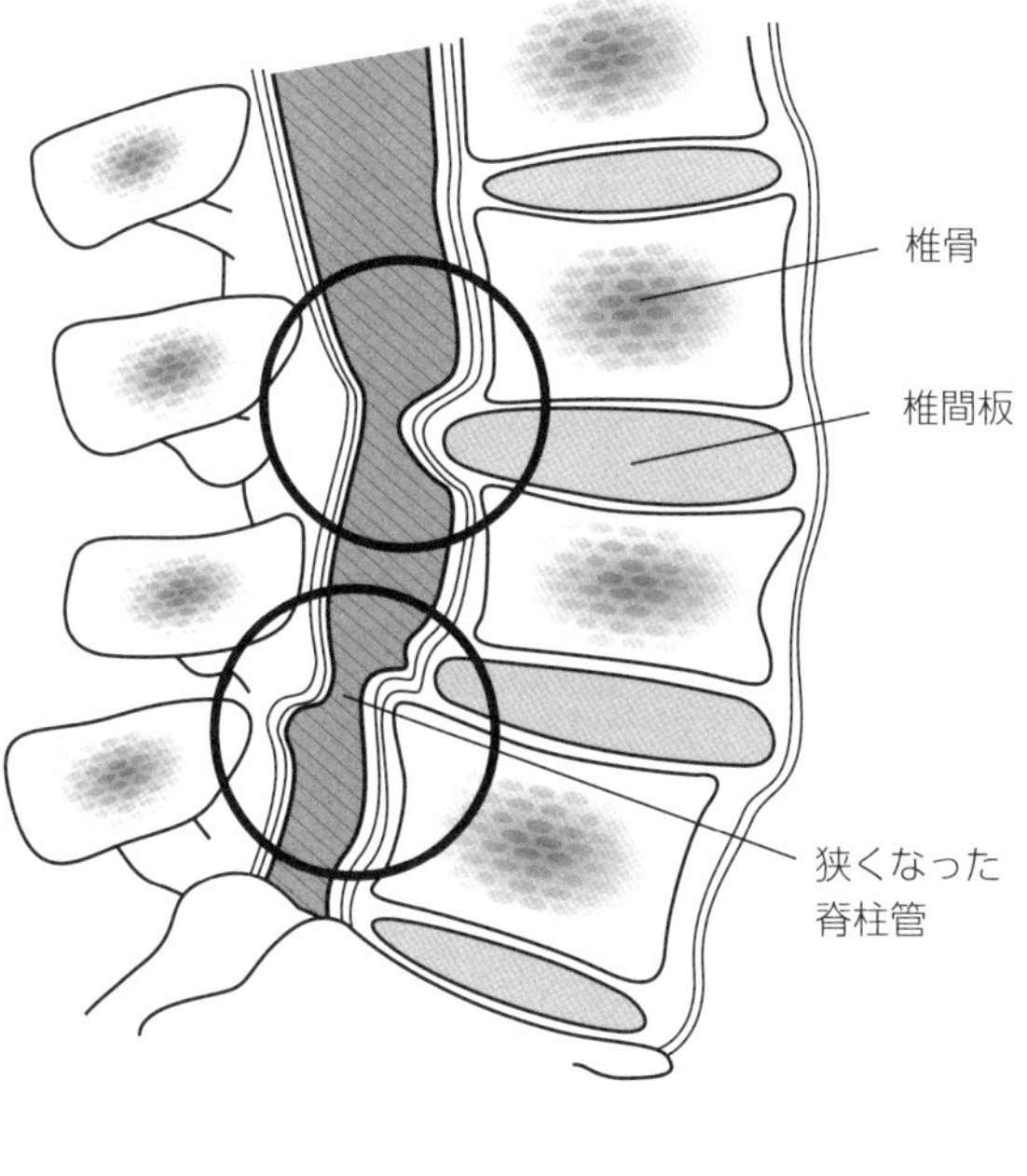

いことが多く、仮に一致している場合でも実は痛みやシビレの原因とは限らないのです。

では痛みやシビレの本当の原因はなんでしょう?

重要なのは、個々の患者さんの症状は何が原因か? という見極め、つまり診断です。その手段は主に2つあります。

1つ目は狭くなった脊柱管を手術で広げる外科的な方法です。それにより痛みやシビレがよくなれば、脊柱管の狭窄が原因であったと診断できます。逆によくならなければ原因は他にあるといえるでしょう。

そして2つ目がAKA-博田法で関節の内部の動きを治療してみることです。これにより痛みやシビレがよくなれば、関節機能障害が原因であると診断できます。

では、手術をするか? それともAKA-博田法をするか?

まずは治る確率が高いもの、身体への負担が少ないものから行うのが妥当でしょう。手術は、1度行うと元に戻すことはできません。また、患者さんにとっては身体だけでなく、日常生活にも大きな負担となります。

- MRIの結果、狭窄症と診断されても、痛みやシビレの原因が狭窄症とは限らない
- 狭窄症と診断されていてもAKA-博田法で治療すると痛みやシビレがよくなって手術を回避できることが多い

手術の前にAKA-博田法を！

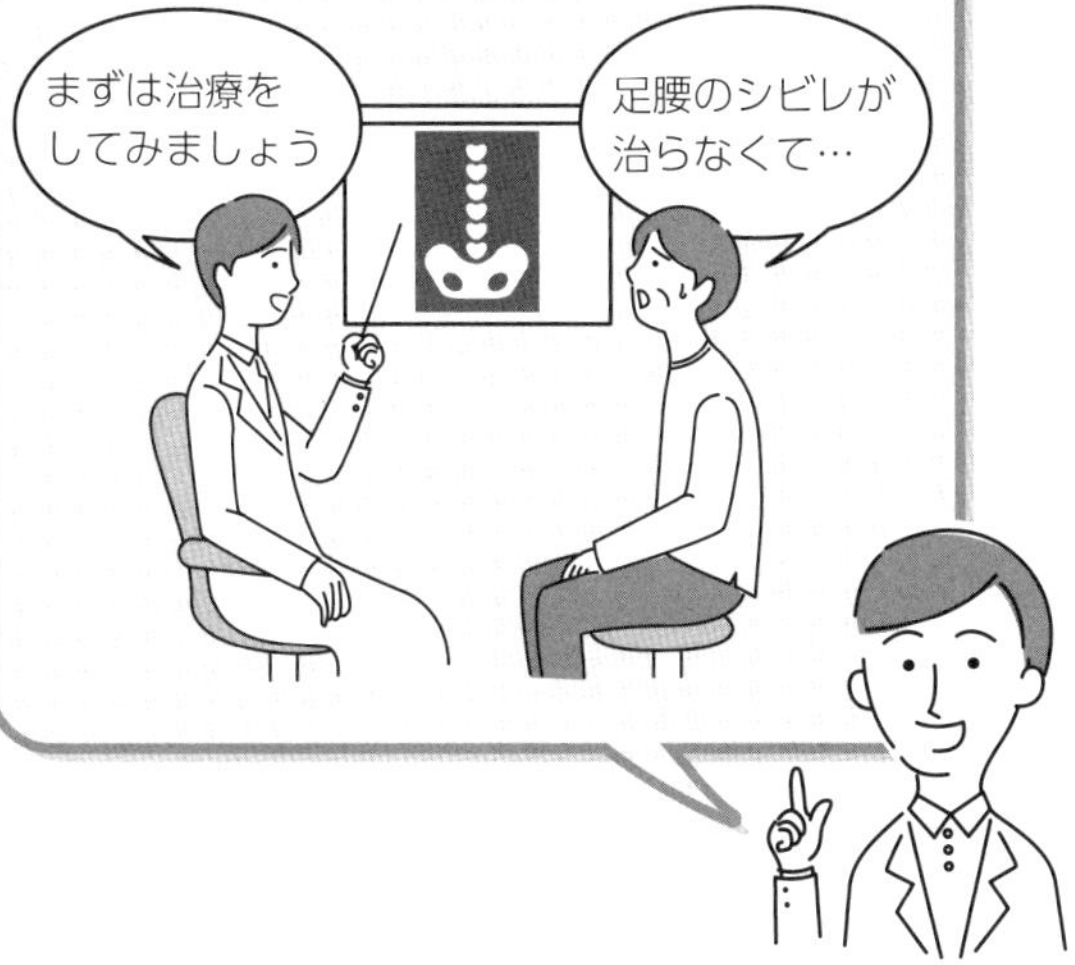
まずは治療をしてみましょう
足腰のシビレが治らなくて…

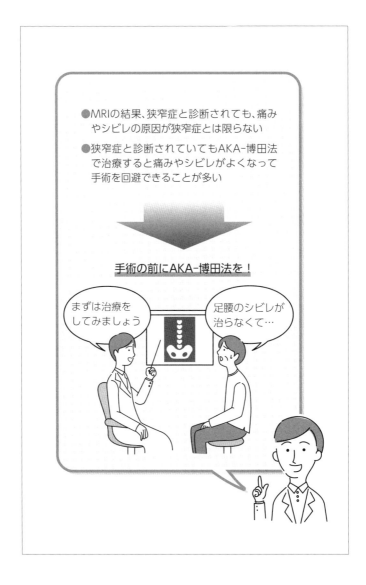

一方、ＡＫＡ-博田法は患者さんの身体に触れて関節を優しく動かすだけなので、負担は少ないといえるでしょう。また、私の経験では**脊柱管狭窄症と診断された方の多くは仙腸関節の内部の動きが悪くなっている、関節の機能障害が原因**で、本当に**神経が障害されているケースは少数**です。

以上の点から、**まずはＡＫＡ-博田法を行い、それでよくならない場合には手術などを検討するのがよい**でしょう。

ＡＫＡ-博田法により痛みやシビレが改善し、手術が不要になった方が数多くいらっしゃいます。

仙腸関節の機能障害が原因であればそれを治さない限り、手術で狭くなった脊柱管を広げても痛みやシビレはよくならないでしょう。

残念ながら、一般の整形外科医は関節機能障害という病気を知りません。そのため、ＭＲＩに写る脊柱管の狭窄を過大評価し、「これは関節機能障害によるものかな？」とは考えません。このことが、狭窄症といわれて手術をしたが、痛みやシビレは一向によくならないという悲劇を生んでいます。

足腰の痛みやシビレに悩みＭＲＩで脊柱管が狭くなっていて手術が必要といわれても、まずはＡＫＡ-博田法を受診する必要があるでしょう。

腰部脊柱管狭窄症の症例

腰痛で手術をしたが、痛みやシビレがよくならず、さらに手術を勧められている患者さんは珍しくありません。60代のK男さんもそんな1人です。

30年前から仕事で重いものを持ちつづけたK男さんは、いつも腰痛に悩まされていました。整形外科に通院し、「腰椎椎間板ヘルニア」「腰椎すべり症」「腰部脊柱管狭窄症」といわれ、これまでに手術を2回受けました。手術をした主治医からは「手術は成功！　まったく問題ナシ」といわれたそうです。しかし、腰痛、右下半身の痛み、シビレは改善することなく、5分くらいしか歩けません。主治医に相談すると、「新たに脊柱管が狭くなっている部位が見つかった」とのこと。3回目の手術を勧められ、「もう手術はしたくない」と思い、ＡＫＡ-博田法を受けてみようと決心しました。

K男さんは腰椎椎間板ヘルニア、腰椎すべり症、腰部脊柱管狭窄症といわれ、手術を受けました。しかし痛みはよくならず、さらに手術を勧められています。前の病院ではMRI画像に写る異常から、手術に至りました。画像上の『異常』は、手術によりよくなっています。しかし、肝心の痛みやシビレは治っていません。これは、K男さんの症状がMRIの画像に写る『異常』が原因ではないためです。腰痛の原因で、MRIでは見つけられないのが仙腸関節の機能障害です。

「3回目の手術をする前に、AKA-博田法を受診してみてはどうでしょう?」

K男さんはその言葉に望みをかけることにしたのです。

「初めてAKA-博田法を受けたときは腰が軽くなった感じがしました。しかし、1~2日経つと元に戻ってしまいました。そんな状態が約4カ月つづき、AKA-博田法でも自分の痛みは治せないのか? と思いはじめた頃から少しずつ痛みが楽になってきました。歩けるのも5分程度だったのが、15分程度に——。そこからさらに痛みは楽になり、治療開始から半年後には海外旅行にも行けるようになりました」

K男さんの場合、2回手術をしても痛みが改善しなかったことからMRIでは診断できないところに原因があるのでは？　と考えました。さらに、仕事で重いものを持つため、仙腸関節の機能障害を一番に疑いました。**AKA-博田法で治療した結果、痛みが楽になったため、仙腸関節の内部の動きが悪い、関節の機能障害が原因であることがわかりました。**K男さんの場合、2回も腰の手術をしていたため、AKA-博田法の治療効果が現れるのに時間がかかりました。手術を受けた方は、受けていない方に比べて治療が長期化する場合が多いのです。私は先に手術をしたことでなかなかよくなっていかない患者さんをたくさん診てきました。K男さんは2回も手術をしたわりにはAKA-博田法の治療経過がよい方です。

この症例は、手術をする前にAKA-博田法を受けることの重要性を示すケースといえるでしょう。

❖腰部脊柱管狭窄症の症例

・70代男性（趣味：ゴルフ）

・前医での診断名

腰部脊柱管狭窄症。

・初診時の症状

腰痛、左殿部〜左大腿部のシビレ。歩くとすぐにつらくなる。

・AKA-博田法による治療

・2回目：前回の治療後、翌日より左腰の痛みが4〜5日増した。その後少し楽になり、痛みの範囲が狭くなる。

・3回目：前回の治療の後1週間よかった。その後再発するも、痛みの回復が早くなる。

・5回目：疲れると痛む。

・11回目：30分歩いても大丈夫。この時期より症状は出入りするものの、概ね落ち着いている。

・12回目：海外へ行き、2時間山を歩いたが問題なし。

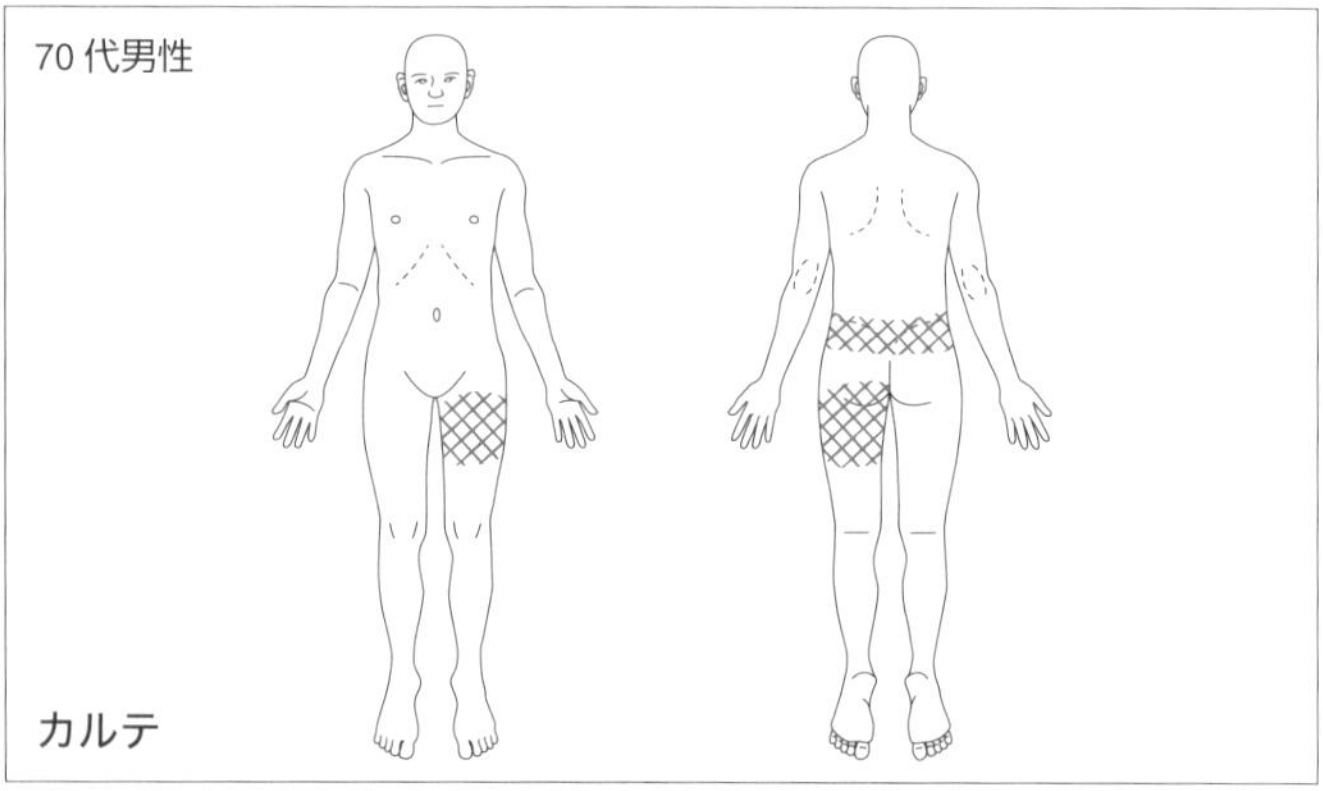

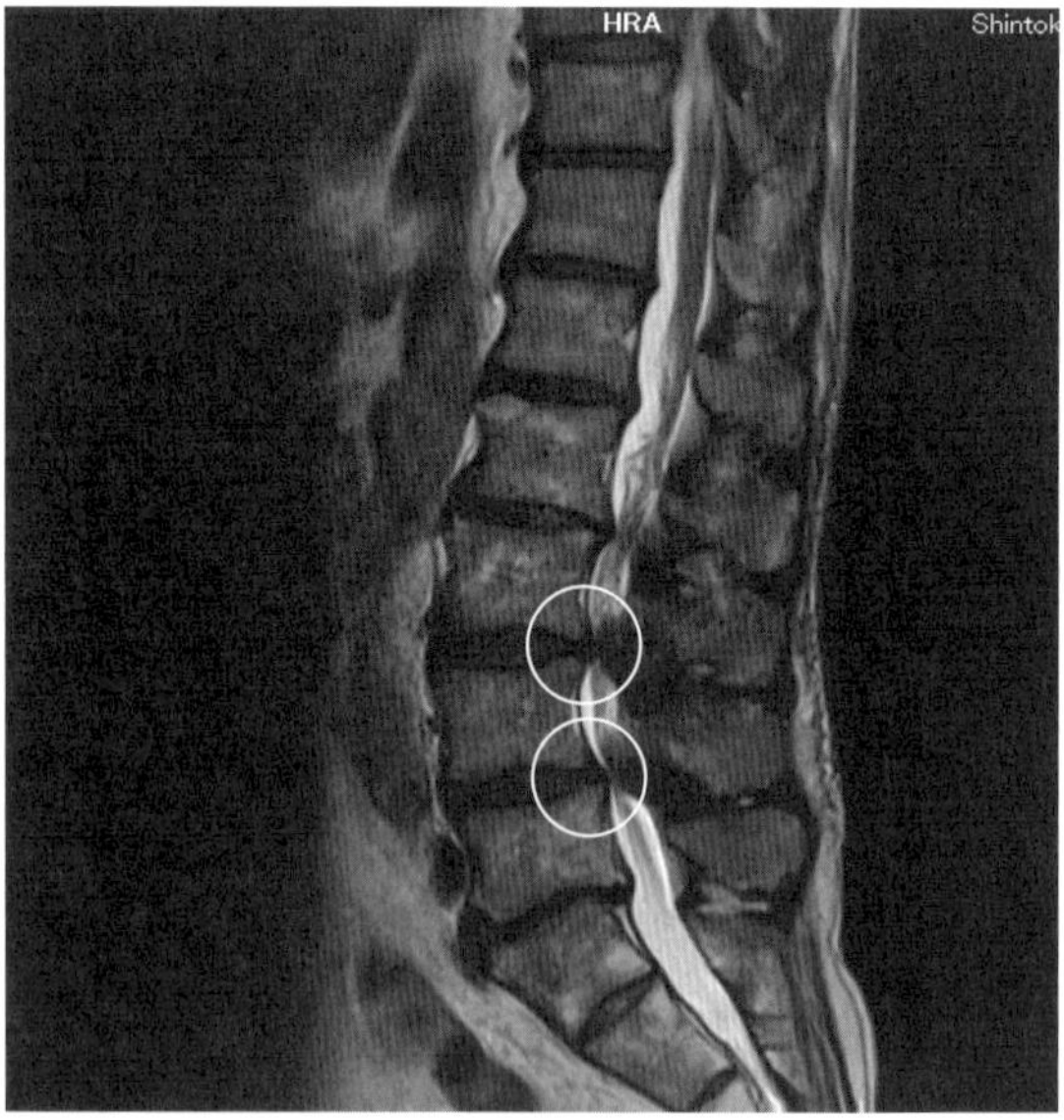

MRI 画像
○部分に脊柱管の狭窄を認める

以後、痛みは完全にはなくなっていないが、時々治療することによりわずかな痛みで抑えられている。趣味のゴルフも再開した。

・考察

この方の**痛みとシビレの原因は、腰部脊柱管狭窄症ではなく、仙腸関節の内部の動きが悪い、関節の機能障害**でした。改善の仕方は、患者さんにより異なります。日により症状が変化することもあります。治療により関節の状態がよくなると、症状の程度、頻度、持続時間が改善されていきます。仙腸関節の機能障害のなかには関節炎特殊型（48ページ参照）といって、症状は改善するがこの方のように完全には治りきらないタイプの方がいます。

❖腰部脊柱管狭窄症の症例

・60代男性（仕事：事務職〈パソコン作業〉）

・前医での診断名

腰部脊柱管狭窄症。

ある寒い日に急に痛み始めた。大学病院でブロック注射2回、別の整形外科でもブロック注射を3回行うも無効。手術を勧められたが、手術をせずに何とかならないかと思い、当院受診。

複数の病院を受診しており、鎮痛剤、リハビリ、温熱療法のほか、整体も受けていた。

・初診時の症状

発症5カ月後。左腰から下肢にかけて強い痛み。左足底はざらざらした感じで、砂の上に立っているような感じがする。痛みのため歩行できず、20m歩くと座りたくなる。歩行時に足が30㎝くらいしか上がらない感じがする。

ひどいときには寝ていても痛みが強く、足を組み変える動作で電気が走る感じがする。当院までの通院は、家族の肩を借りながらご来院。5年以上前にぎっくり腰をして椅子から立てないことがあった。

・AKA-博田法による治療

腰部脊柱管狭窄症の症例

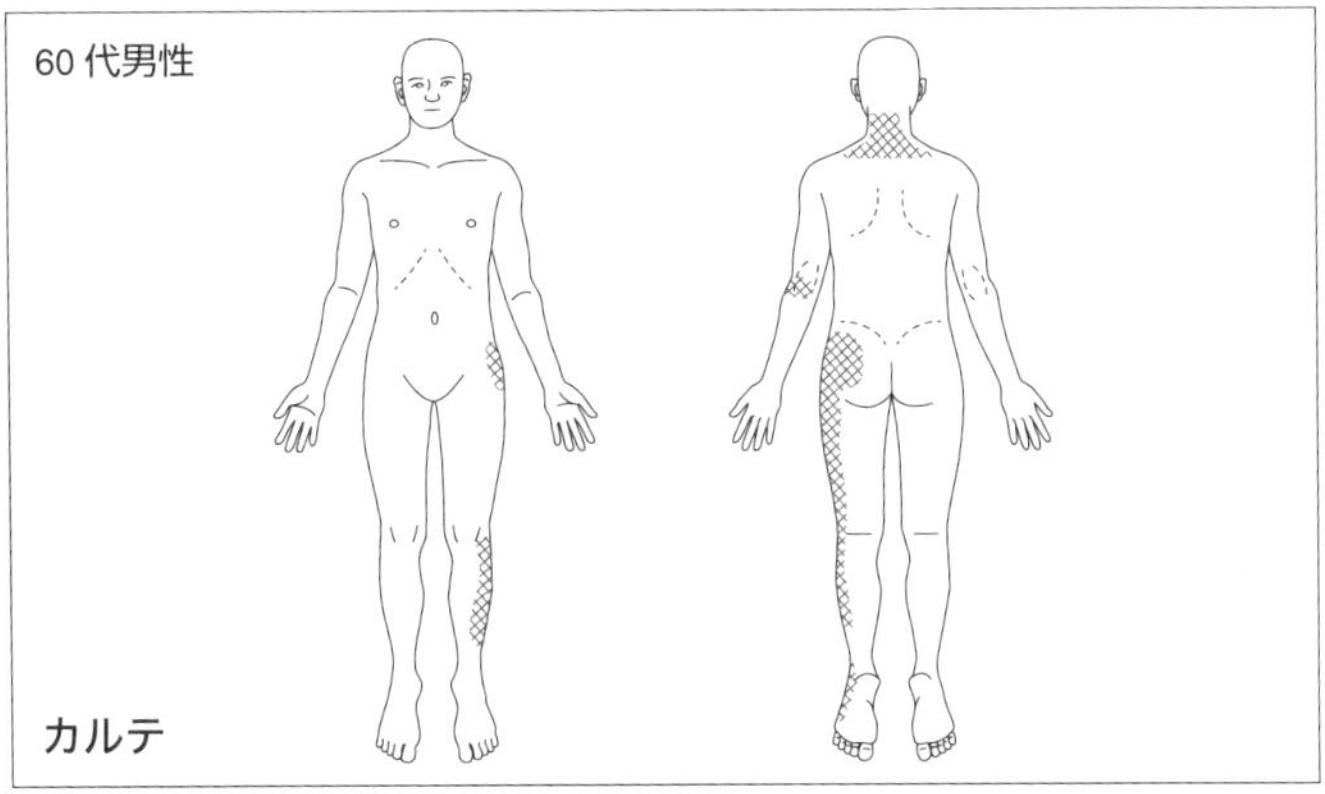

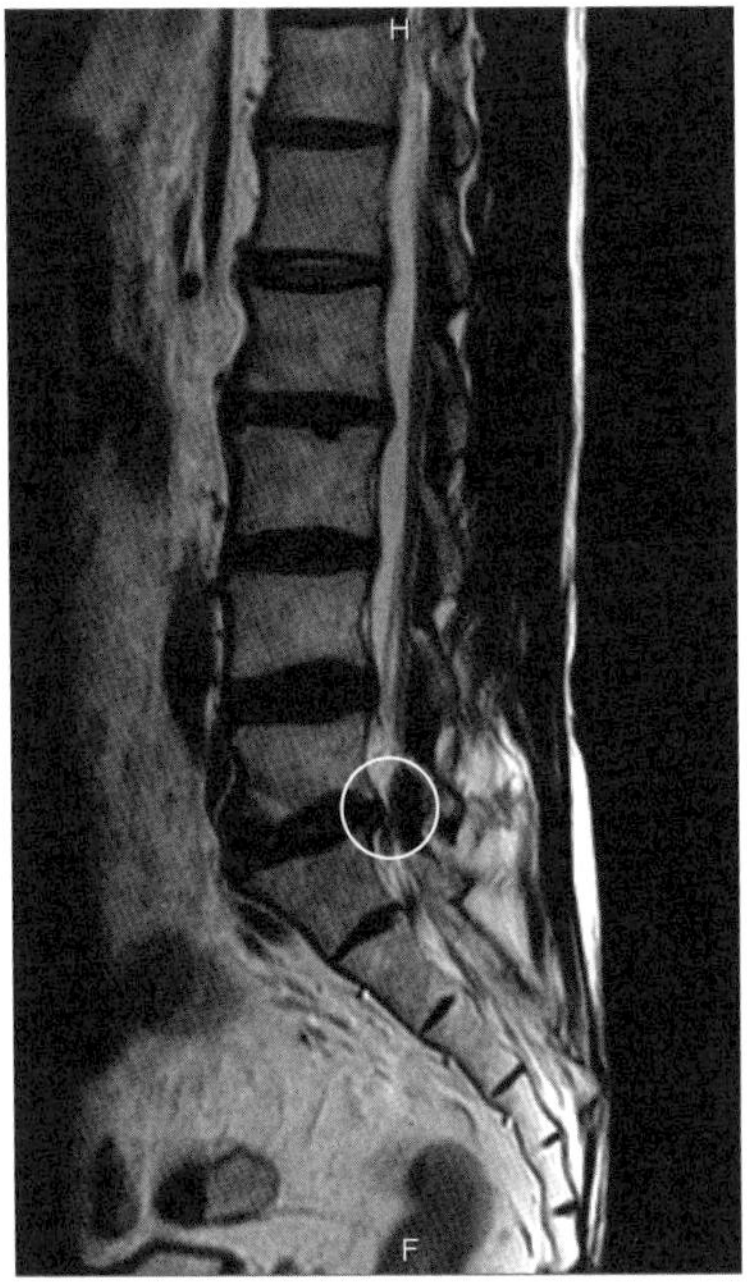

MRI 画像
○部分に脊柱管の狭窄を認める

・2回目：前回の治療後、痛む場所が分散し、少しよくなった。痛みは約3割減。
・3回目：足が上がるようになってきた。動作が楽になってきた。
・4回目：腰痛は軽減し、だいぶよくなった。痛みを忘れている状態が続き、かばわなくなる。痛みの値は一番痛いときに比べて1～2割残る。
・5回目：1時間くらいは歩ける。
・6回目：よい状態が保てている。
・7回目：寒さにより動きがいまひとつな時はあるが、痛みはほぼよい。
・8回目：たくさん歩くと少し痛むが、翌日にはおさまってくる。先日は趣味のハイキングを再開、山道を1.5㎞歩くことができた。症状が安定してきたため、2カ月に1回の治療を勧める。

●考察
この方の**痛みやシビレの原因は仙腸関節の内部の動きが悪い、関節の機能障害**でした。
一般的な整形外科では、MRIのように神経の通り道が狭くなっていると、脊柱管の狭窄が原因と考えます。

狭窄が原因か？　それとも仙腸関節の機能障害が原因か？　それを見極めるのにＡＫＡ－博田法が必要です。私の経験では、仙腸関節の機能障害が原因である場合が圧倒的に多数です。

ハイキングに限らず、歩きすぎや運動のしすぎは仙腸関節に負担がかかり、関節の機能障害を再発することがあります。この方は、時々ＡＫＡ－博田法を受診することでハイキングを楽しめているようです。

腰椎すべり症といわれたあなたへ

背骨、いわゆる脊椎は24個の椎体と仙骨、尾骨によって構成されています。それぞれの椎体には複雑な形をした椎弓という突起があり、上下に隣接した椎体の椎弓と椎弓が組みあわさって関節をつくっています。このうち椎体が前方にすべり、神経を圧迫して腰下肢に痛みやシビレを起こすのが腰椎すべり症です。

腰椎のすべり（ズレ）はレントゲン検査で、神経の圧迫はMRI検査でその程度がわかります。この病気は最初に強い痛みがあったとしても、安静にして痛みを抑える薬物療法で様子を見るのが一般的です。軽度のものはほとんどが安静にしているとよくなります。痛みがひどく、日常生活に支障が出ると、外科手術ですべって（ズレて）いるところを固定することが検討されます。

ここで重要なことは、痛みやシビレの原因がすべり症によるものなのか、それとも他の

腰椎すべり症

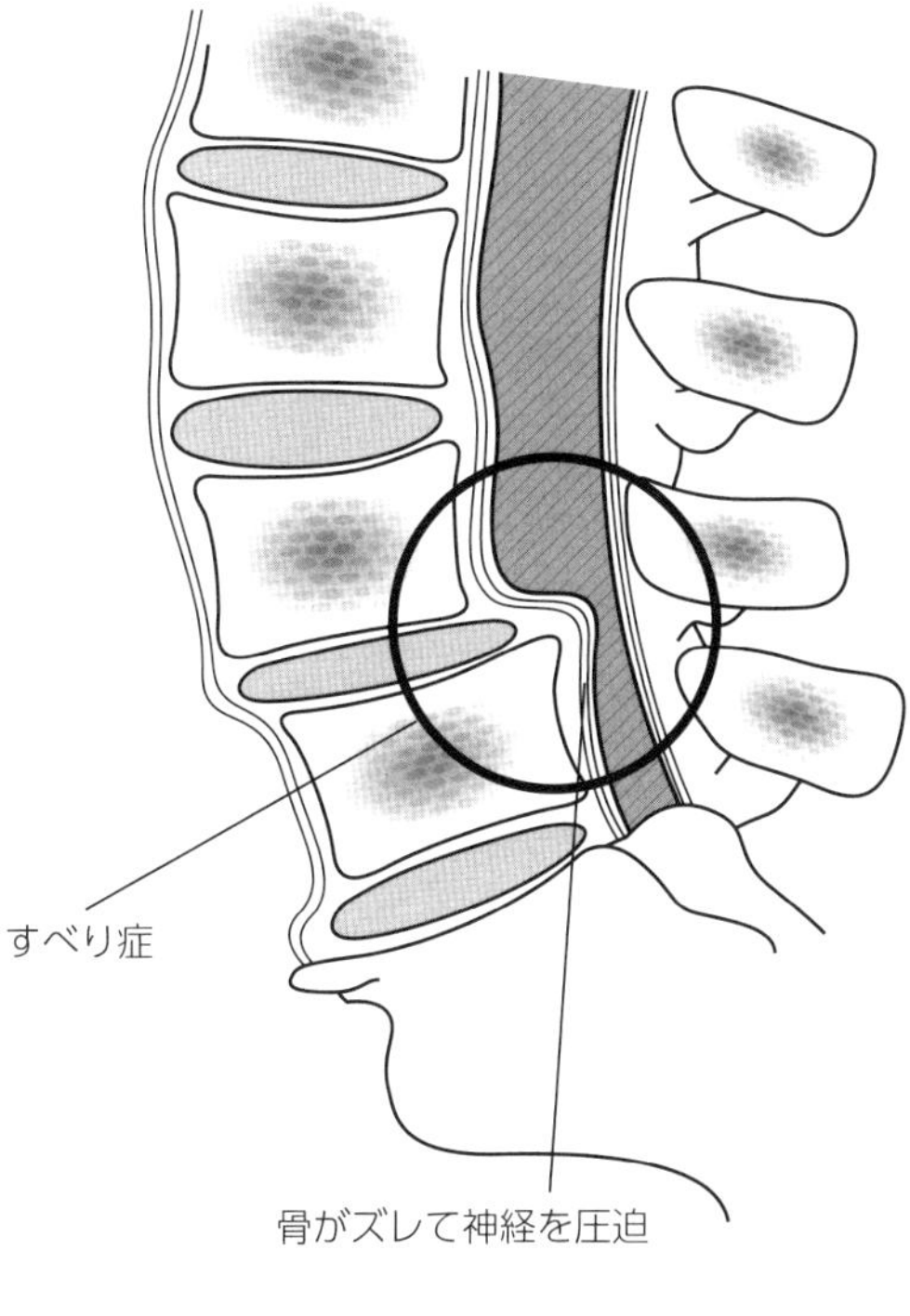

原因によるものか、の見極めです。

患者さんは、レントゲンやＭＲＩ検査ですべり症が見つかったので、医師の診断どおり、腰椎がすべって神経を圧迫している（つまり、すべり症である）ことが原因だと思うでしょう。

しかし、患者さんはご存じない事実があります。それは、足腰に痛みやシビレのまったくない患者さんであっても、レントゲンやＭＲＩで腰椎すべり症が発見されることがあるのです。つまり、**すべり症があっても、それが痛みやシビレの原因とは限らない**のです。

また、すべり症と同様の痛みやシビレを起こす原因として、仙腸関節の機能障害があります。

しかし、残念ながら仙腸関節の機能障害はレントゲンやＭＲＩ検査には写りません。そのため、一般的な整形外科では、仙腸関節機能障害という病気を疑わないことがほとんどです。**本当の原因は仙腸関節の内部の動きが悪い、関節の機能障害であっても、すべり症と診断し、治療されているケースが少なくない**のです。

足腰の痛みやシビレに悩むＤ子さんは、初めに受診した整形外科で腰椎すべり症と診断されました。

腰椎のレントゲン写真には、主治医の指摘どおり5番目の腰椎にすべり症が認められました。もちろん、それがD子さんの痛みの原因である可能性はあります。しかし、仙腸関節の機能障害のようにまったく別の病気が隠れていることもあります。D子さんの場合、主治医は関節機能障害について調べなかったようです。私がAKA-博田法で治療した結果、足腰の痛みやシビレはよくなりました。

レントゲンなどの画像診断で腰椎すべり症が認められると、それが腰痛の原因だと思ってしまいます。しかし、D子さんのように、本当は仙腸関節の機能障害が原因であることが少なくないのです。仙腸関節の機能障害は画像診断では見つけられないので、ほとんどが診断されていません。

私はすべり症と診断された患者さんにはAKA-博田法を行っています。AKA-博田法で仙腸関節の機能障害を治療するのです。これにより、痛みやシビレがよくなれば、すべり症は原因ではありません。

逆にいうと、仙腸関節の機能障害が本当の原因であれば、手術ですべり症を治しても痛みやシビレは改善しません。

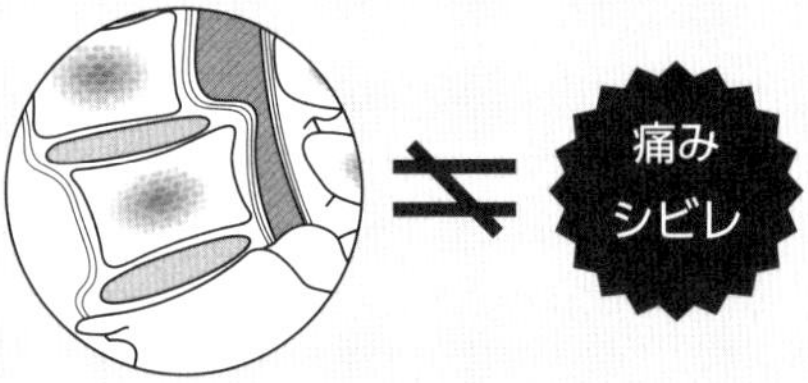

- すべり症が見つかっても、それが痛みやシビレの原因とは限らない
- すべり症と診断されていた痛みやシビレの多くは仙腸関節の機能障害が本当の原因
AKA-博田法によりよくなる

手術をする前にAKA-博田法を！

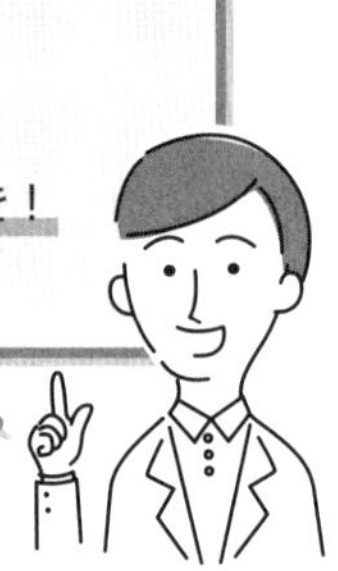

私の経験では、すべり症と診断された方の痛みやシビレは、仙腸関節の機能障害が原因であったというケースが少なくありません。

腰椎すべり症と診断され、一般的な整形外科で治療をしているのに痛みやシビレがよくならない場合は、ＡＫＡ-博田法で再診断してもらうとよいのではないでしょうか。

腰椎すべり症の症例

❖腰椎すべり症の症例

・60代女性

・前医での診断名

腰椎すべり症。

仕事で重いものを持ったり、座りっぱなしのことが多く、整形外科、整骨院、鍼灸などさまざまな治療を試みたが効果はなかった。

ある大学病院を受診したところ、手術を勧められるが、それでもシビレはよくならないでしょうといわれ、通院を中止する。

ご本人によると、藁《わら》をもつかむ思いで当院を受診したとのこと。

腰椎すべり症の症例

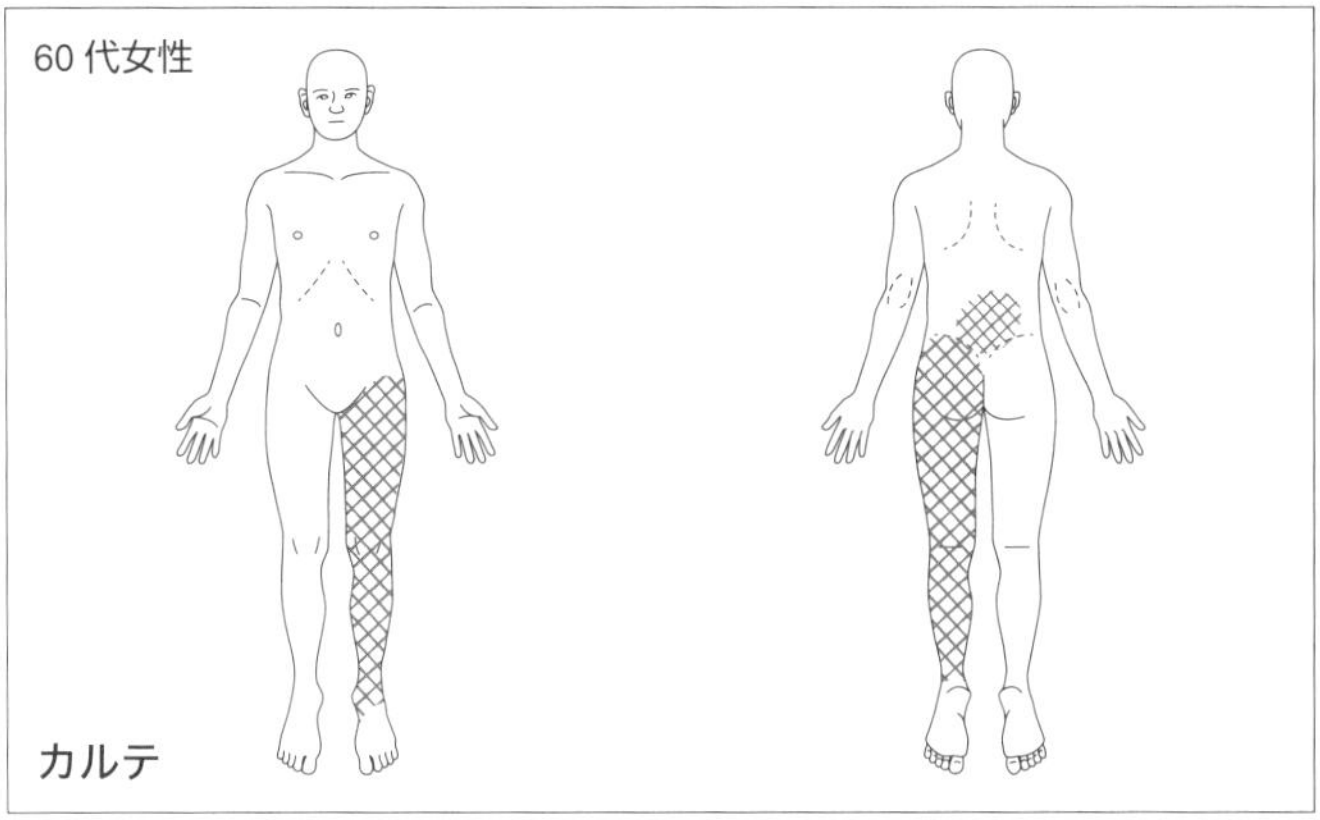

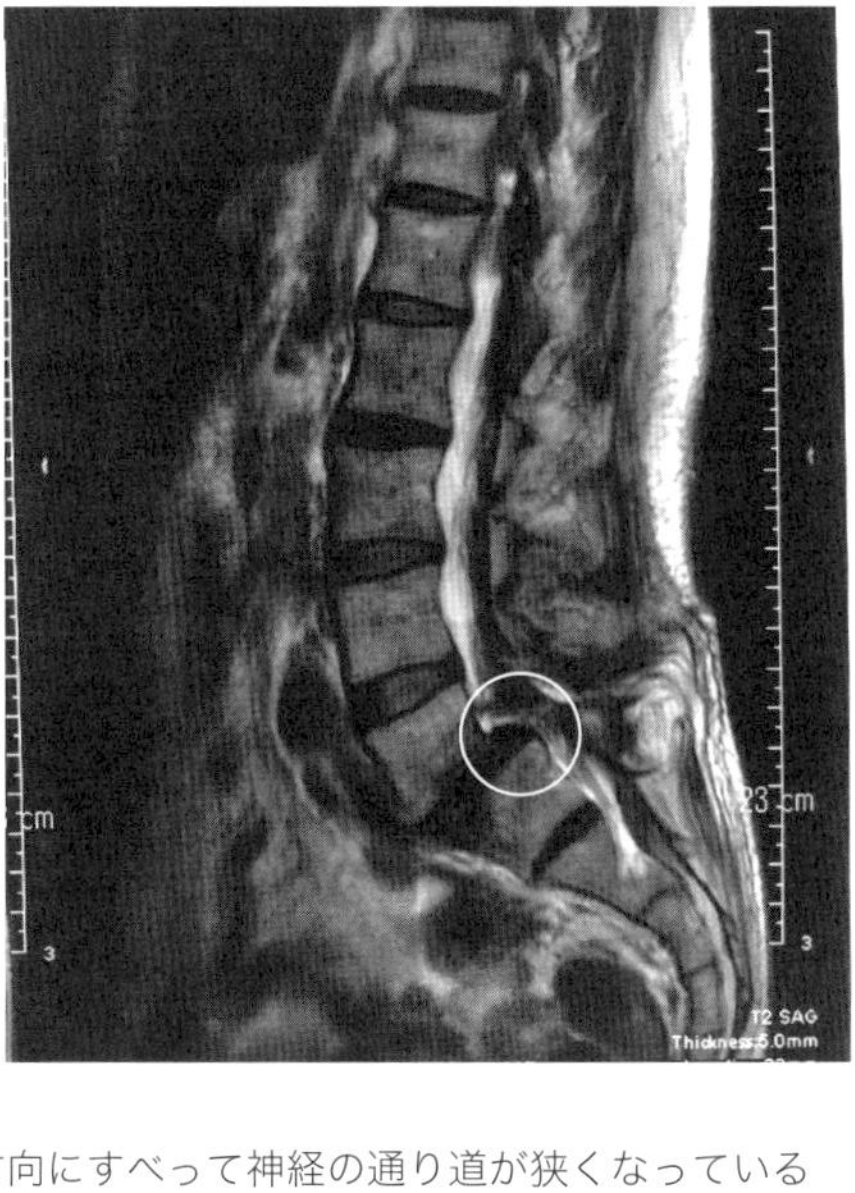

MRI画像
腰椎が前方向にすべって神経の通り道が狭くなっている

・初診時の症状

腰から左下肢の痛みとシビレ。

左下腿部の強い痛みとシビレでほとんど動けない。買い物に行くのも困難で、歩いて10分の場所へも2〜3回は休みながら歩いていた。

・AKA-博田法による治療

問診・検査の結果、痛みやシビレの原因として仙腸関節の機能障害を疑い、AKA-博田法を行う。治療を受けると症状が軽減するため、月1回の頻度で治療を継続した。

現在では痛み、シビレともによくなり、買い物で5000歩以上歩いてもなんともない。最近は寒いと身体がこわばるため、予防目的で3カ月に1度受診している。

・考察

MRI上、すべり症はありましたが、仙腸関節の機能障害についてはまだ調べていませんでした。そこで、この方にも診断を兼ねてAKA-博田法を行いました。**AKA-博田法で、仙腸関節の内部の動きをよくした結果、痛みやシビレがよくなったため、仙腸関節の**

機能障害と診断しました。
仕事が忙しく仙腸関節に負担が多いため、再発を繰り返しましたが、手術をすることなく改善しました。おそらく仕事が仙腸関節への負担となり、機能障害を起こして痛みやシビレが発症したと考えられます。

❖腰椎すべり症、狭窄症で手術をした症例

- 60代男性
- 前医での診断名

腰椎すべり症、腰部脊柱管狭窄症、脊椎側弯症。

来院の8年前に手術、腰椎を金属で固定した。手術後、しばらくはよかったが、2年半前から痛みが再発する。

- 初診時の症状

寝ているとき以外は常に痛む。特に歩くのはつらく、休まないと歩けないことがある。

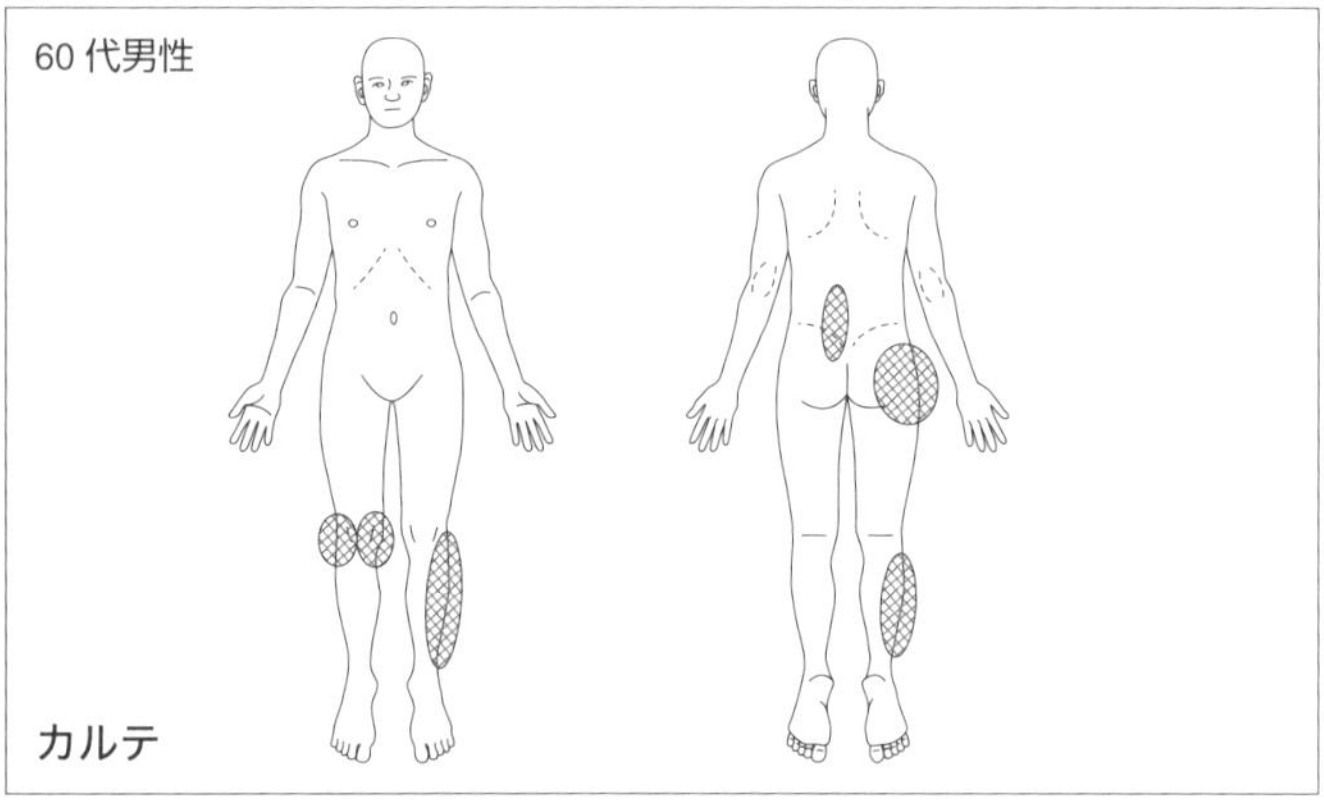

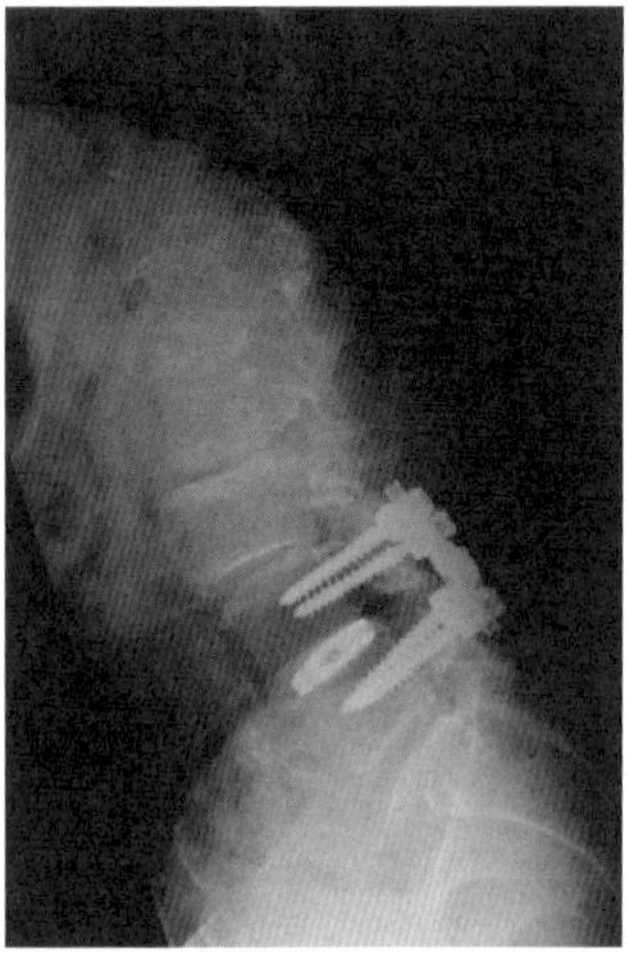

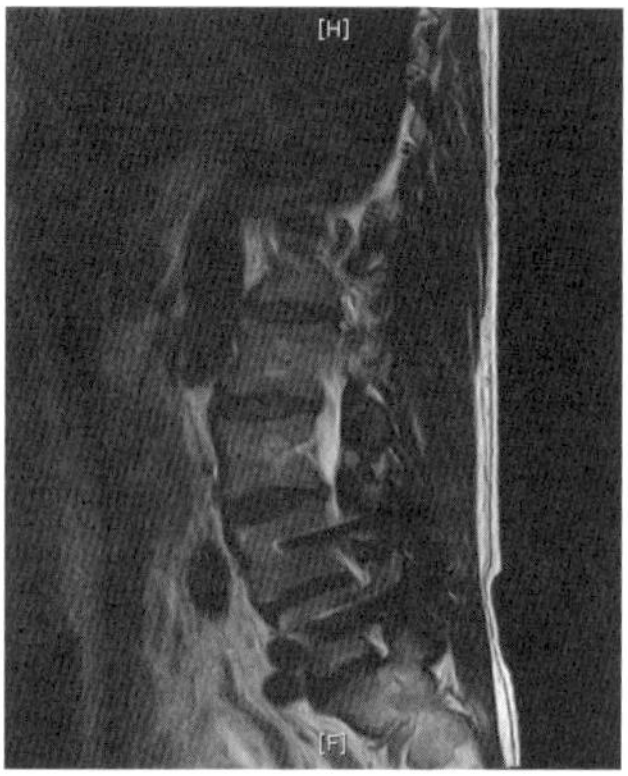

レントゲン写真（左）、MRI画像（右）
すべっている腰椎を金属で固定している。すべりは改善され、神経の圧迫は取り除かれているが、術後しばらくして痛みやシビレが再発した

ゴルフをすると、症状が悪化する。

・AKA‐博田法による治療
・2回目：前回後3～4日痛みが増強する。その後、徐々に軽減する。
・3回目：前回後数日よかった。
・4回目：以前より大分よい。
・以後、症状はかなり落ち着いていき、休まないと歩けないという症状はほとんどなくなる。

・考察
腰椎すべり症と狭窄症で手術をしている方です。

術後、しばらくして痛みやシビレが再発しました。手術により神経の圧迫は治りましたが、痛みやシビレは再発したのです。

問診と検査の結果、まずは仙腸関節の機能障害を疑いました。AKA‐博田法で治療をしたところ、**症状が改善したため、痛みやシビレは仙腸関節の内部の動きが悪い、関節の機**

能障害が原因と診断しました。

この方のように手術によりＭＲＩではすべり症や狭窄症は改善しても、しばらくすると痛みやシビレが再発するケースがしばしばあります。

ＡＫＡ-博田法に熟練した医師は、すべり症や狭窄症の再発だけでなく、仙腸関節の機能障害も疑います。

ＡＫＡ-博田法で治療をしても、すでに手術をした方は手術前にいらっしゃる方よりも、治療期間が長期化する傾向があります。手術の刺激により、仙腸関節はかたくなることが多いようです。そういった意味でも手術をする前にＡＫＡ-博田法を受診するとよいでしょう。

腰椎分離症・分離すべり症といわれたあなたへ

腰椎を構成する1つ1つの骨を椎骨といいます。椎骨には細くなっている部分があり、ここの部分に繰り返し力が加わることで、骨が折れるのが腰椎分離症です。これに対して、分離した骨が前方にすべっているのが分離すべり症です。名前は違いますが、考え方は同じです。

折れるといっても、1回の力でボキッと折れる骨折とは違い、繰り返し力が加わって発症します。

多くは身体がやわらかい中学生の頃に、ジャンプや腰を反《そ》らせる運動を繰り返し行うことで起こります。

腰痛は10〜15歳頃から生じますが、青少年から高齢者まで広い年齢層に腰痛や下肢痛、シビレを発症します。しかし、普段痛みがなくても、外傷などでレントゲンを撮ると、偶然、分離症が発見されることもあります。

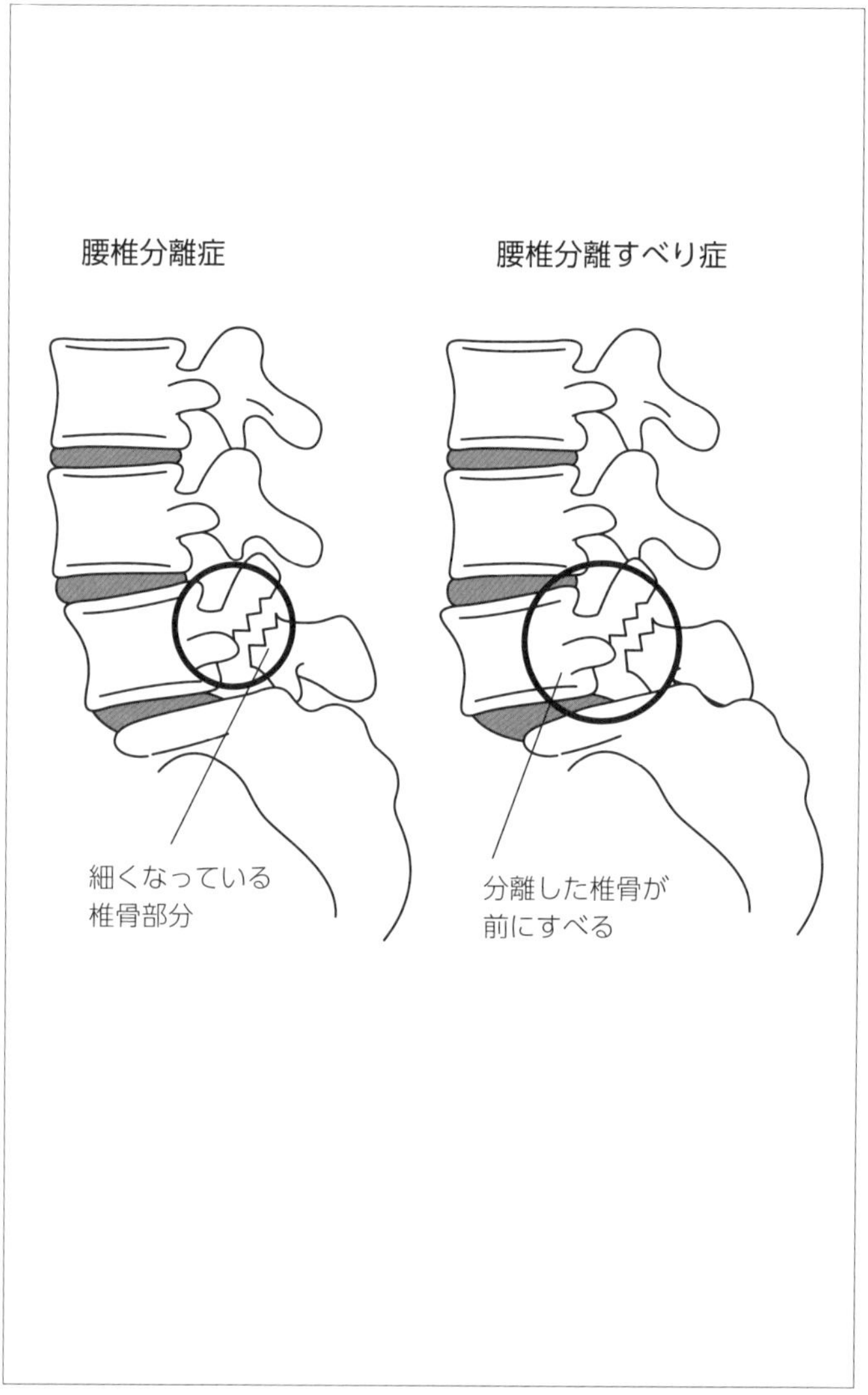
腰椎分離症
腰椎分離すべり症
細くなっている
椎骨部分
分離した椎骨が
前にすべる

分離症があっても、痛くない方がいるということです。

通常病院へ行く方は、痛みやシビレに困って受診します。そして検査の結果、分離が見つかり、分離症と診断されるのでしょう。

しかし、仮に**腰痛があって腰椎が分離していても、それが痛みやシビレの原因とは限りません。**

重要なのは、痛みの原因が分離症によるものか、それとも他の原因によるものかの見極めです。私はその手段としてAKA‐博田法を行っています。AKA‐博田法で仙腸関節の機能障害を治療するのです。

これにより、痛みやシビレがよくなれば、分離症が原因ではありません。私の経験では、分離症と診断された腰痛の多くは、仙腸関節の機能障害が原因のため、AKA‐博田法で改善します。

また、普通、整形外科では、腹筋や背筋《はいきん》を強化して、腰痛予防を心がけます。しかし、AKA‐博田法ではそのように考えません。

まず腹筋や背筋の筋力は痛みの強弱には関係ありません。筋力を強くしても痛みは減り

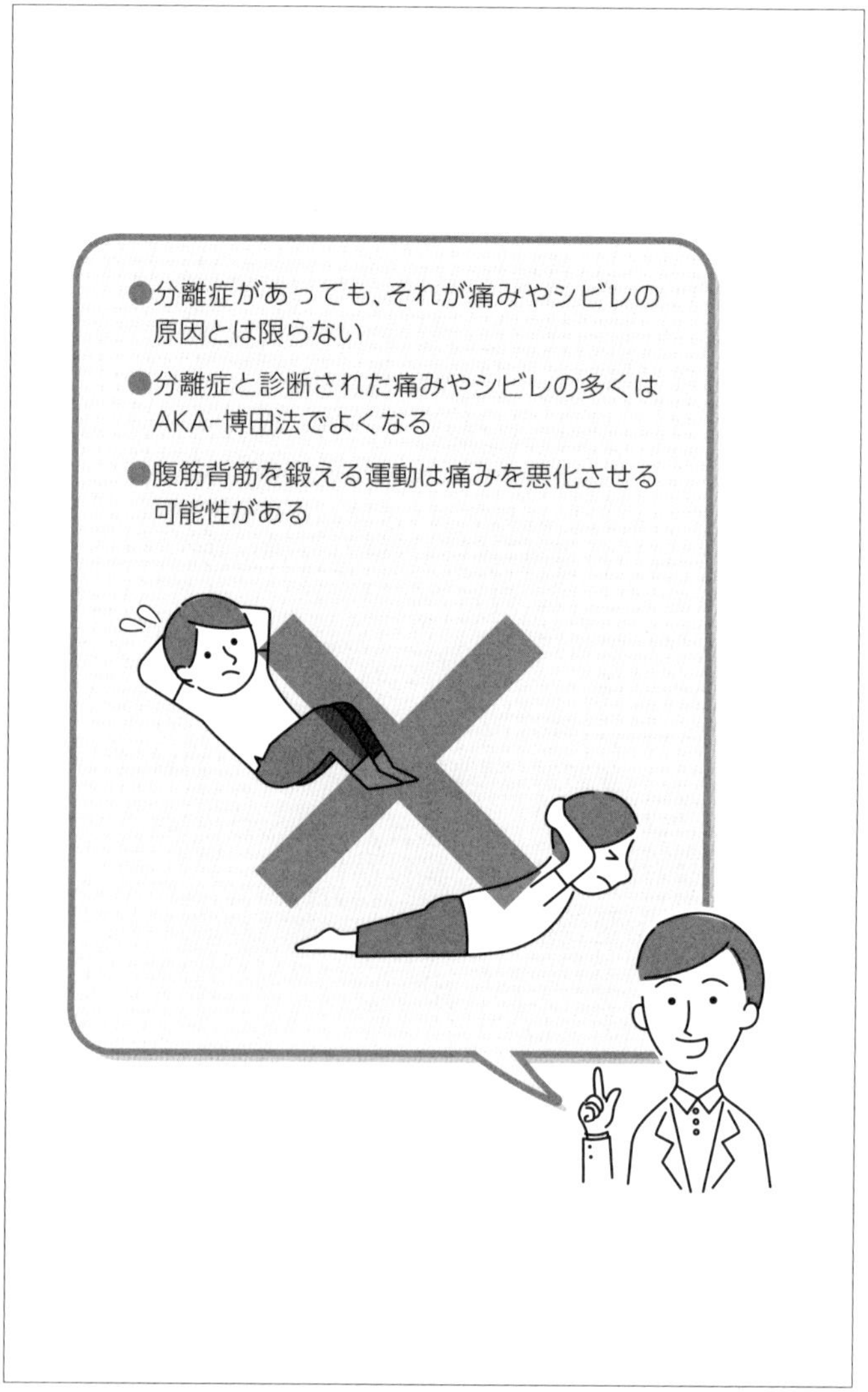
●分離症があっても、それが痛みやシビレの原因とは限らない
●分離症と診断された痛みやシビレの多くはAKA-博田法でよくなる
●腹筋背筋を鍛える運動は痛みを悪化させる可能性がある

ません。また、鍛える体操は仙腸関節への負担になります。つまり、**腹筋や背筋を鍛える体操は痛みを悪化させたり、治りをかえって遅くする可能性がある**のです。

そのため、私のクリニックでは、筋力を鍛える体操は痛みがよくなるまで、むしろお休みしていただくようにしています。

複数の病名を合併していても考え方は同じ

「ヘルニアだけでなく狭窄症もあった」「すべり症だけでなく、分離症や狭窄症も併発していた」――このようなお話はよく聞きます。

患者さんは、**病名が複数つくとより重症だという印象を受ける**ようです。そして、重症であるがゆえに手術もやむをえないと考えがちです。

しかし、病名の数でその重症度や手術の適不適は判断できません。

特に腰の手術を決める際は、複数の病気を併発しているかではなく、**本当に神経が障害されているのかが重要**です。繰り返しになりますが、仮にＭＲＩで神経が圧迫されているように見えて、シビレや激痛があっても、それだけで神経が障害されているとは判断できません。

その判断にはＡＫＡ-博田法が不可欠です。

ＡＫＡ-博田法を受診して症状が改善されれば手術は不要です。逆に一定期間ＡＫＡ-博

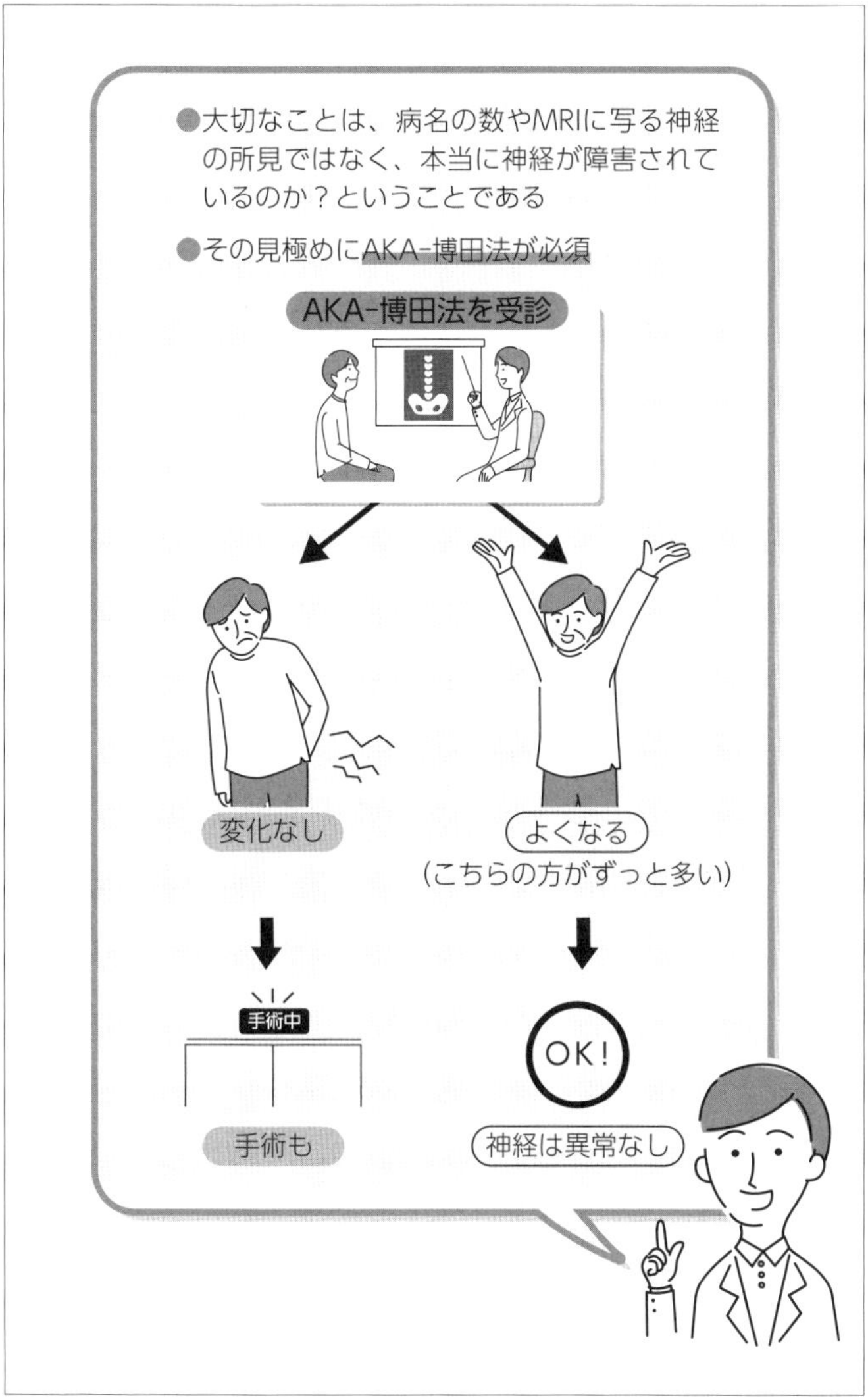
●大切なことは、病名の数やMRIに写る神経の所見ではなく、本当に神経が障害されているのか？ということである
●その見極めにAKA-博田法が必須
AKA-博田法を受診
変化なし
よくなる
（こちらの方がずっと多い）
手術中
手術も
OK!
神経は異常なし

田法を受診しても症状に変化が見られない場合は、手術が必要なことがあります。

私のクリニックには複数の病気を診断され、手術を勧められた方がたくさんいらしています。

こういった方をＡＫＡ-博田法で治療すると、痛みやシビレがよくなることがあります。**よくならない方と比べ、よくなる方の方がずっと多い**といえるでしょう。

つまり、痛みやシビレの原因は神経の障害ではなく、仙腸関節の機能障害であることが多いのです。

複数の病名を診断されたからといって、特別悪いと考える必要はありません。まずはＡＫＡ-博田法を受診して手術が必要かどうかを診断するとよいでしょう。

✣複数の病名（腰部脊柱管狭窄症＋腰椎すべり症）を合併している症例

- 70代男性（仕事：建築業）
- 前医での診断名

腰部脊柱管狭窄症、腰椎すべり症。

複数の病名を合併していても考え方は同じ

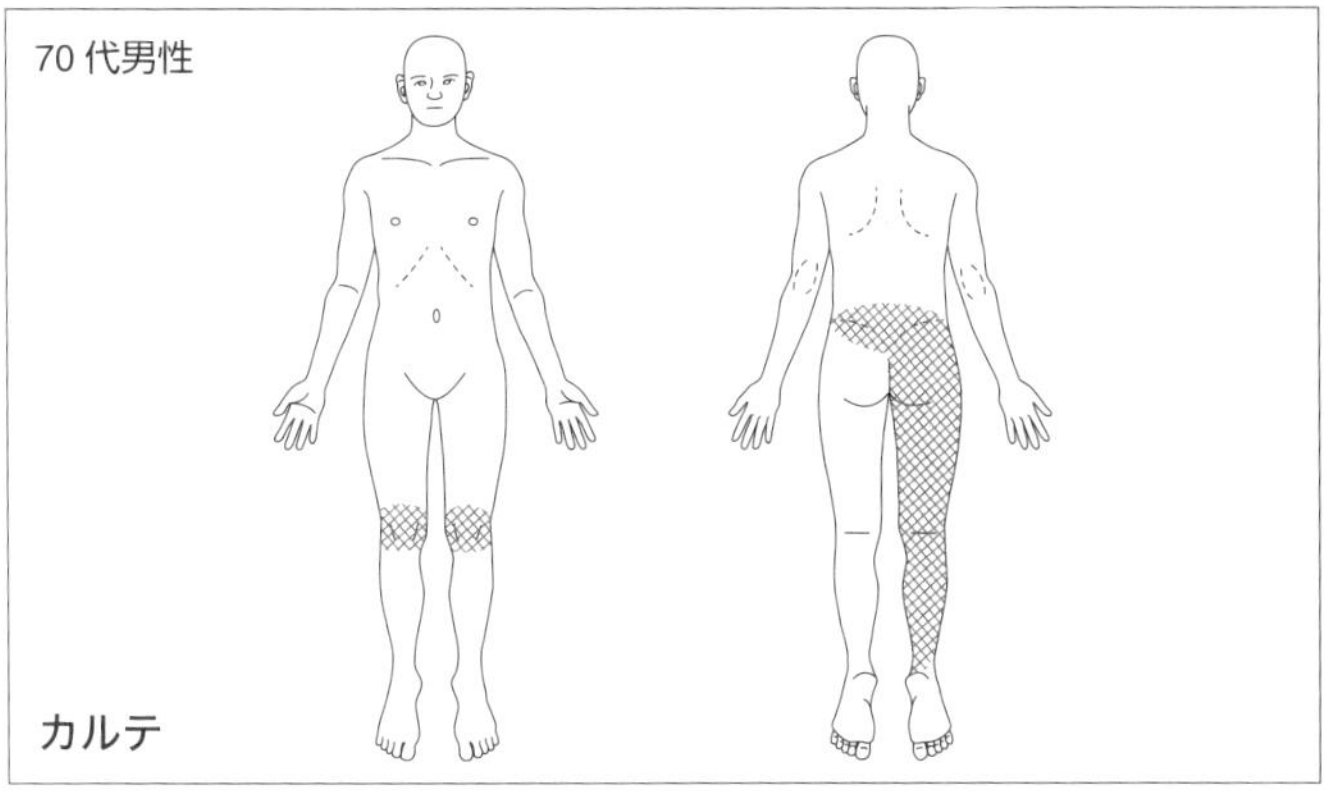

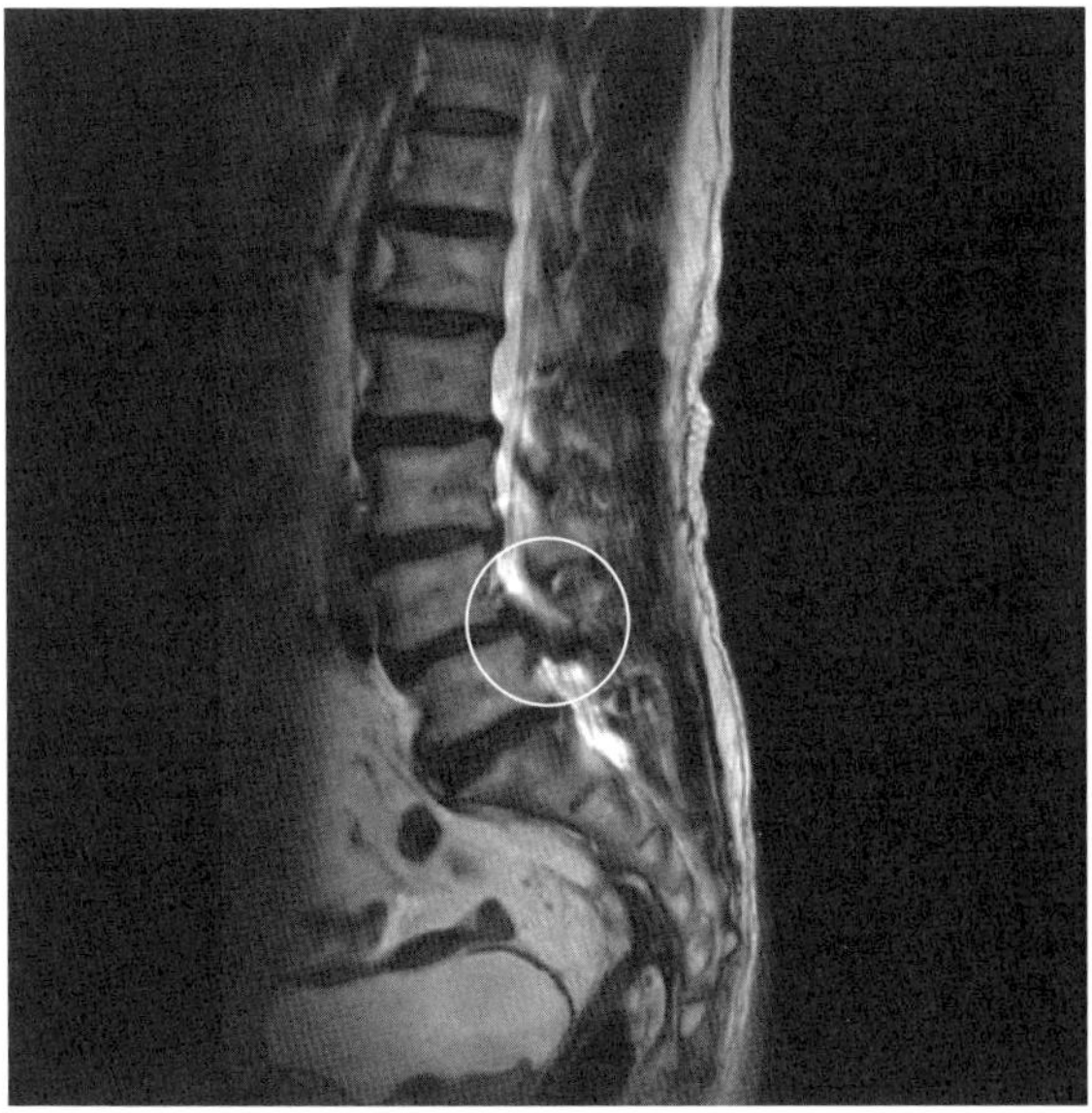

MRI 画像
○部分にすべり症とそれに伴う狭窄症を認める

公園でたくさん歩いて以降、強い腰痛を発症、痛みで動けなくなる。整形外科でレントゲン、ＭＲＩ検査の結果、即入院、手術を勧められる。10日間の入院中にご家族が手術以外の方法はないか、と探した結果、当院受診。

●初診時の症状
腰から右下肢の痛みとシビレ。仕事でしゃがむ動作がつらい。階段の昇り降りは痛くてできなかった。仕事が肉体労働のため困っている。

●ＡＫＡ‐博田法による治療
・2回目：前回治療後、足腰の痛みは改善された。腰に違和感を感じる。
・3回目：さらに調子がよくなったので、ラジオ体操を再開したが痛みはない。
・6回目：よくなった。仕事が中腰を伴う労働のため、時々少し痛むことがあるが、それ以外は無事過ごせている。

・考察

この方は腰部脊柱管狭窄症に加えて、腰椎すべり症もあると診断された方です。ご家族のおかげで手術を一歩手前で免《まぬが》れました。

MRIでは脊柱管が途切れているようにも見えますが、実際には、神経は障害されていませんでした。

なにより、AKA-博田法で無事よくなったため、**痛みやシビレの原因は仙腸関節の内部の動きが悪い、関節の機能障害**でした。複数の病名を診断されていたり、痛みが強くご高齢であっても、仙腸関節がしっかり治ると痛みやシビレはよくなるのです。

❖複数の病名（腰部脊柱管狭窄症＋腰椎すべり症）を合併している症例

・70代女性

・前医での診断名

腰部脊柱管狭窄症、すべり症。

前にかかった総合病院では手術も検討するといわれている。

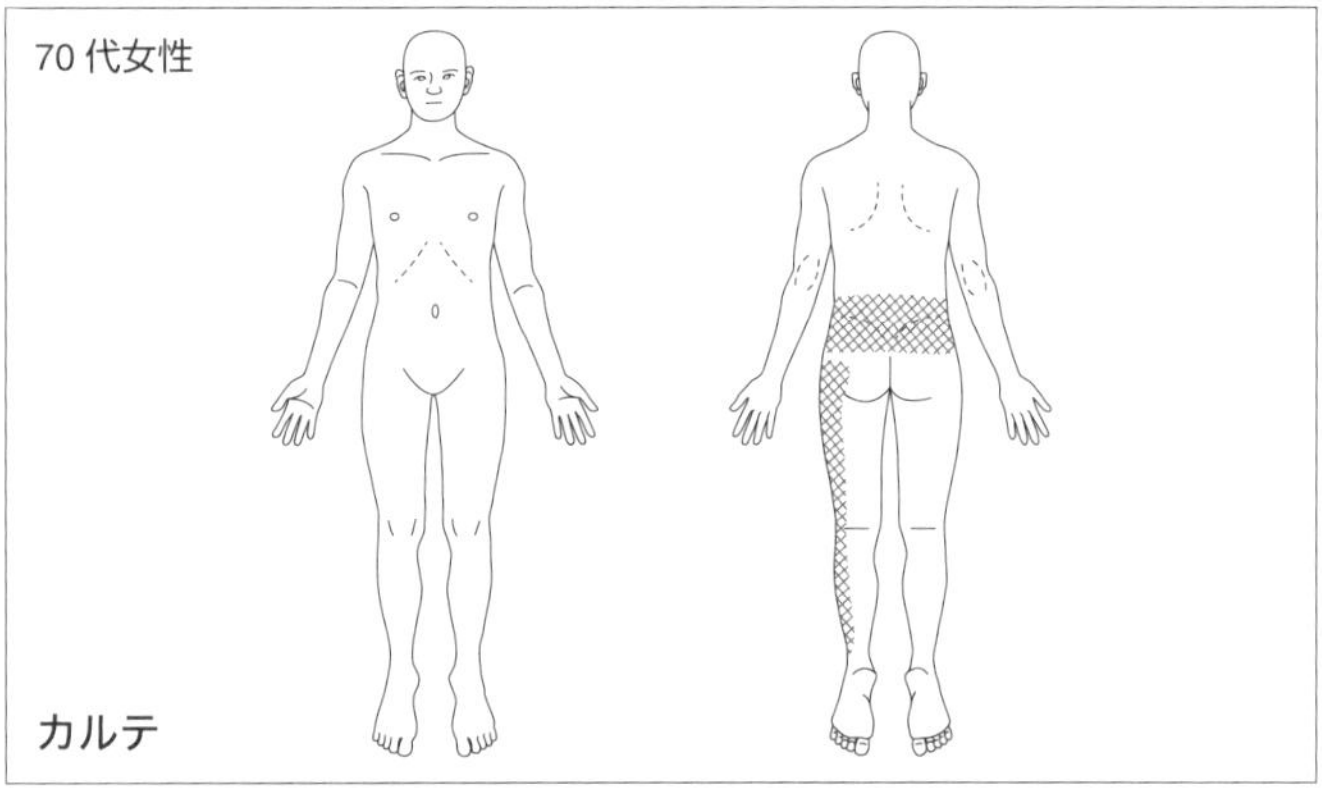

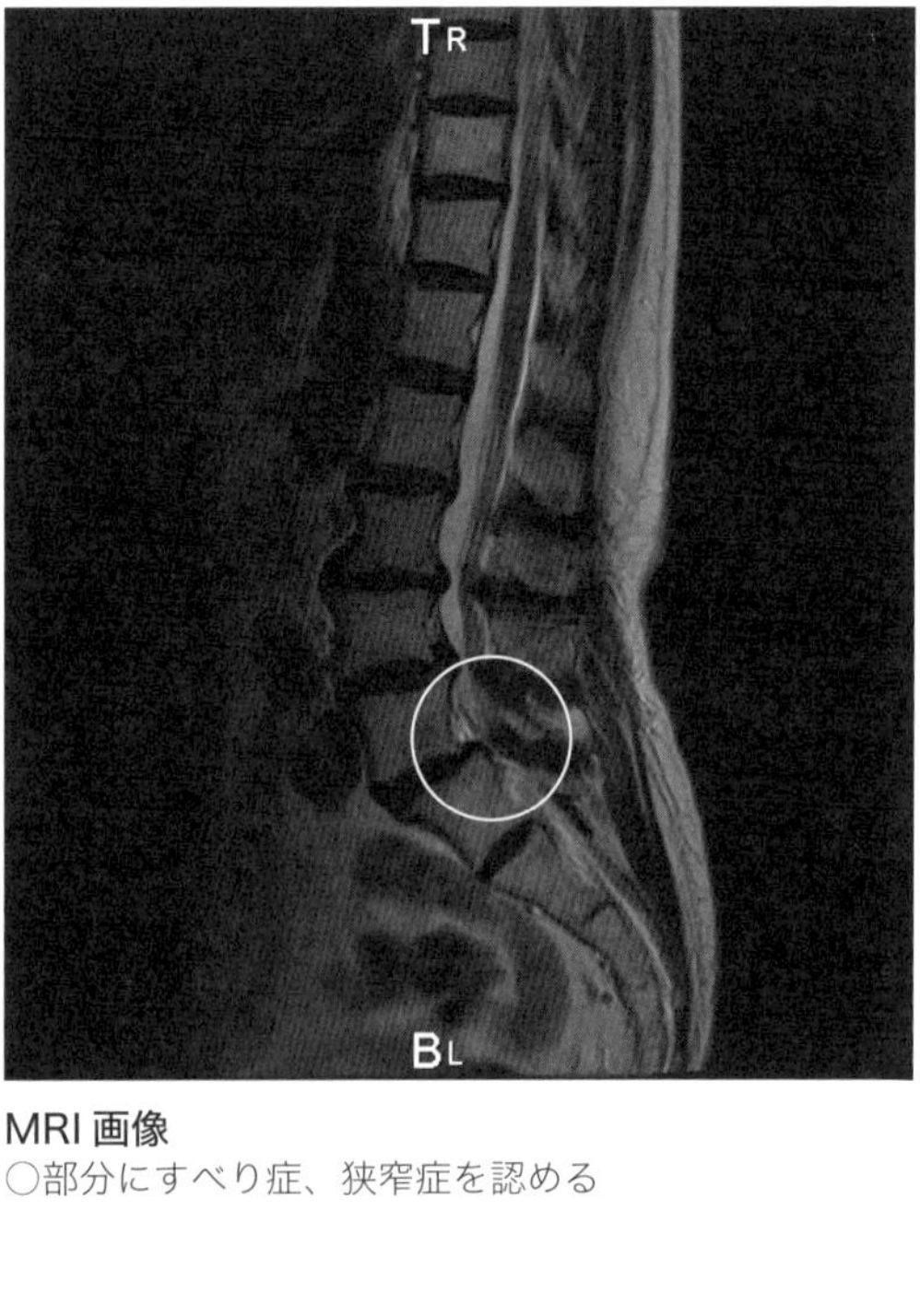

MRI画像
○部分にすべり症、狭窄症を認める

●初診時の症状

腰痛、左下肢のシビレ。左大腿部のシビレは夜に発症することがある。

●ＡＫＡ-博田法による治療

・2回目：前回の治療後よくなる。

・3回目：一時首が痛くなる。腰痛はよくなった。左大腿部のシビレは、夜たまに感じる程度。

・4回目：非常によくなった。いったん治癒とする。

●考察

この方は、**ＡＫＡ-博田法で治療してよくなったため、痛みやシビレの原因はすべり症や脊柱管の狭窄によるものではなく、仙腸関節の内部の動きが悪い、関節の機能障害でした。**

特にシビレは、神経が障害された症状と思われがちです。しかし、その多くは神経の障害ではなく、仙腸関節の機能障害が本当の原因です。

この方も、もし手術をしてすべっている部分を治したり、脊柱管の狭窄部を広げたとしても、肝心の痛みやシビレはよくなっていないでしょう。手術をする前にＡＫＡ－博田法を受けたことで無用な手術を回避することができました。

坐骨神経痛といわれたあなたへ

この本を手にとる方は、坐骨神経痛という名前に聞き覚えがある方も多いでしょう。「坐骨神経痛がひどくて……」「無理をすると坐骨神経痛が出てくる」――こういった言葉は診療の現場ではよく聞くものです。

しかし、正確にいうと、坐骨神経痛というのは病名ではありません。例えば、頭痛、腹痛、腰痛と同様に痛む部位を表す言葉なのです。

坐骨神経とは、腰から出て足に分布している神経で、坐骨神経痛とは、その部分に痛みやシビレを感じている状態の総称なのです。医学的には、その坐骨神経痛は何が原因で起きているのか、が重要です。

例えば、腰椎椎間板ヘルニアによる坐骨神経痛の場合は、病名がヘルニアで、症状が坐骨神経痛です。この場合、腰椎椎間板ヘルニアを治療することが、坐骨神経痛を鎮めることになります。

一般に、原因として考えられるのが、腰椎椎間板ヘルニア、腰椎すべり症（腰椎分離すべり症を含む）、腰部脊柱管狭窄症、腫瘍などで、それ以外に重要なのが、仙腸関節の機能障害です。

それぞれ原因となる部位が異なるため、治療法も異なります。

- 腰椎椎間板ヘルニア→腰椎椎間板ヘルニアによる神経の圧迫を除去
- 腰椎すべり症（分離すべり症を含む）→すべっている部分を手術で固定して神経の圧迫を除去
- 脊柱管狭窄症→狭くなっている神経の通り道（脊柱管）を手術で広げて神経の圧迫を除去
- 腫瘍→腫瘍を手術で除去
- 仙腸関節の機能障害→仙腸関節を滑らかに動くようにする

原因を見極めるのが診断です。治療は診断に基づき行われます。そのため、診断が重要

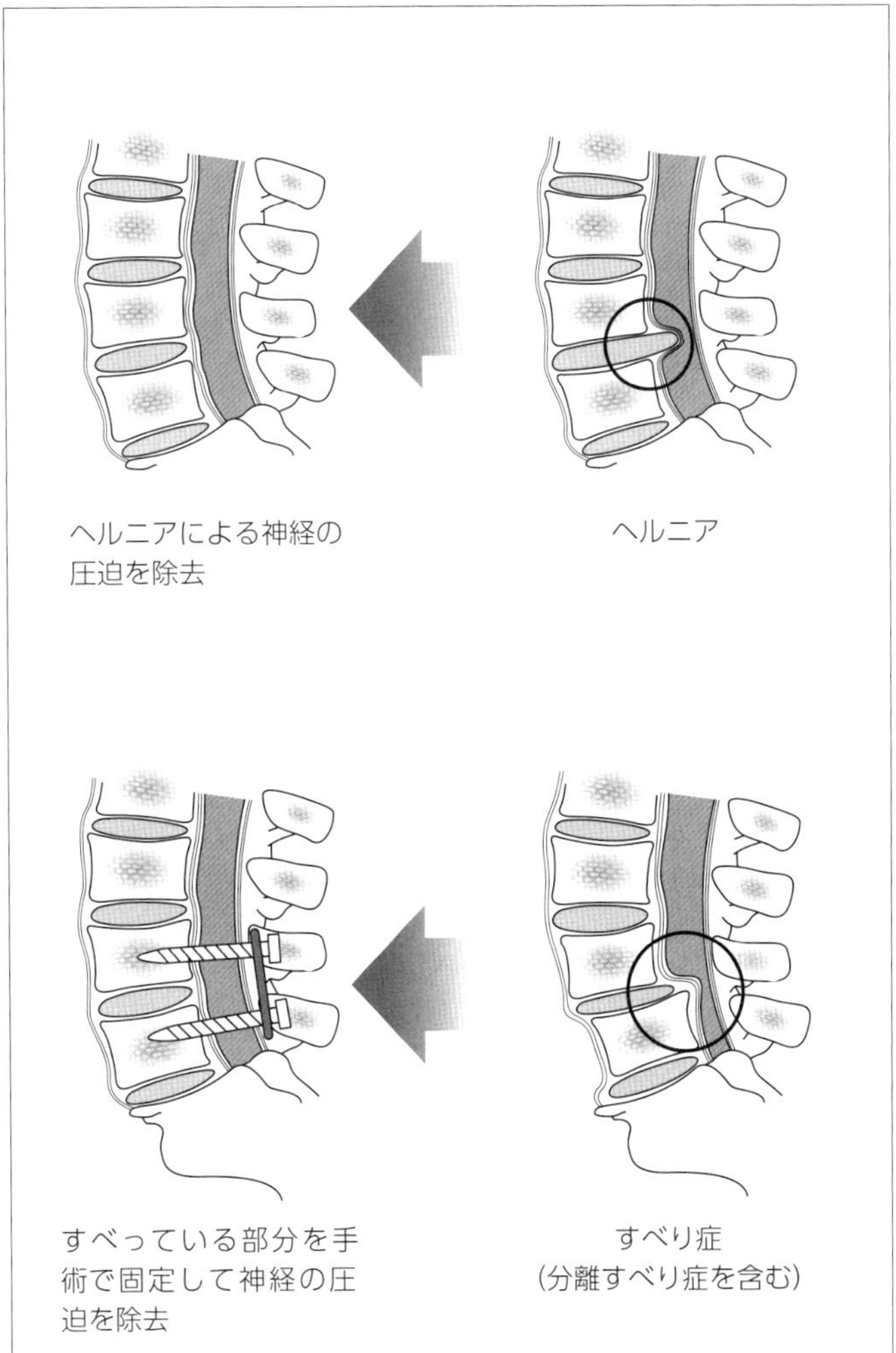
ヘルニア
ヘルニアによる神経の圧迫を除去
すべり症
(分離すべり症を含む)
すべっている部分を手術で固定して神経の圧迫を除去

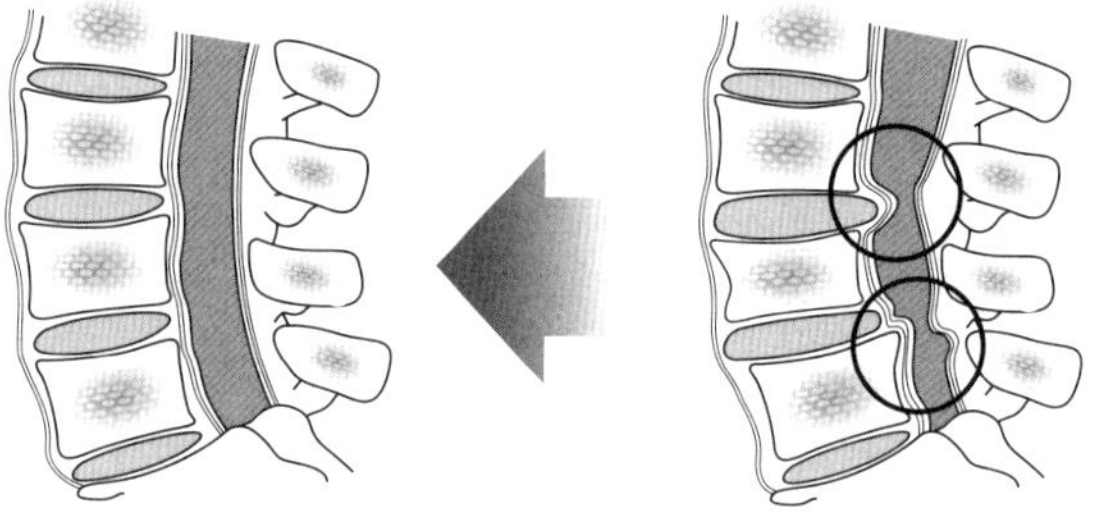

狭くなっている神経の通り道(脊柱管)を手術で広げて神経の圧迫を除去

脊柱管狭窄症

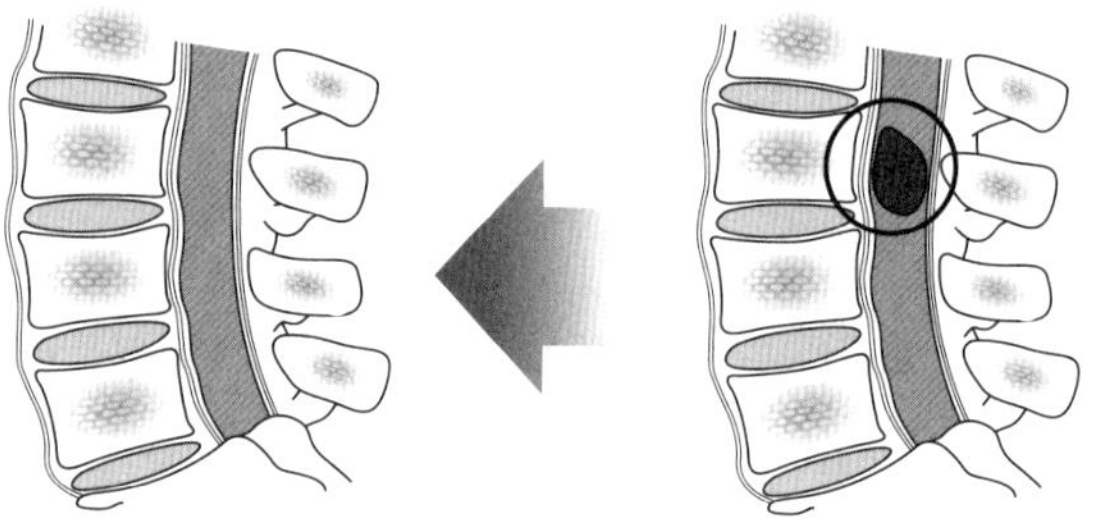

腫瘍を排することで神経の障害を除去

腫瘍

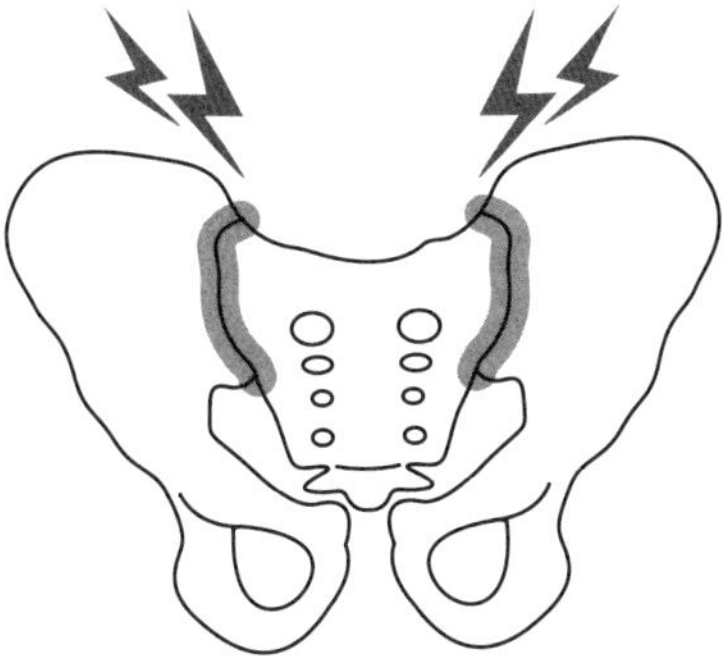

仙腸関節の機能障害

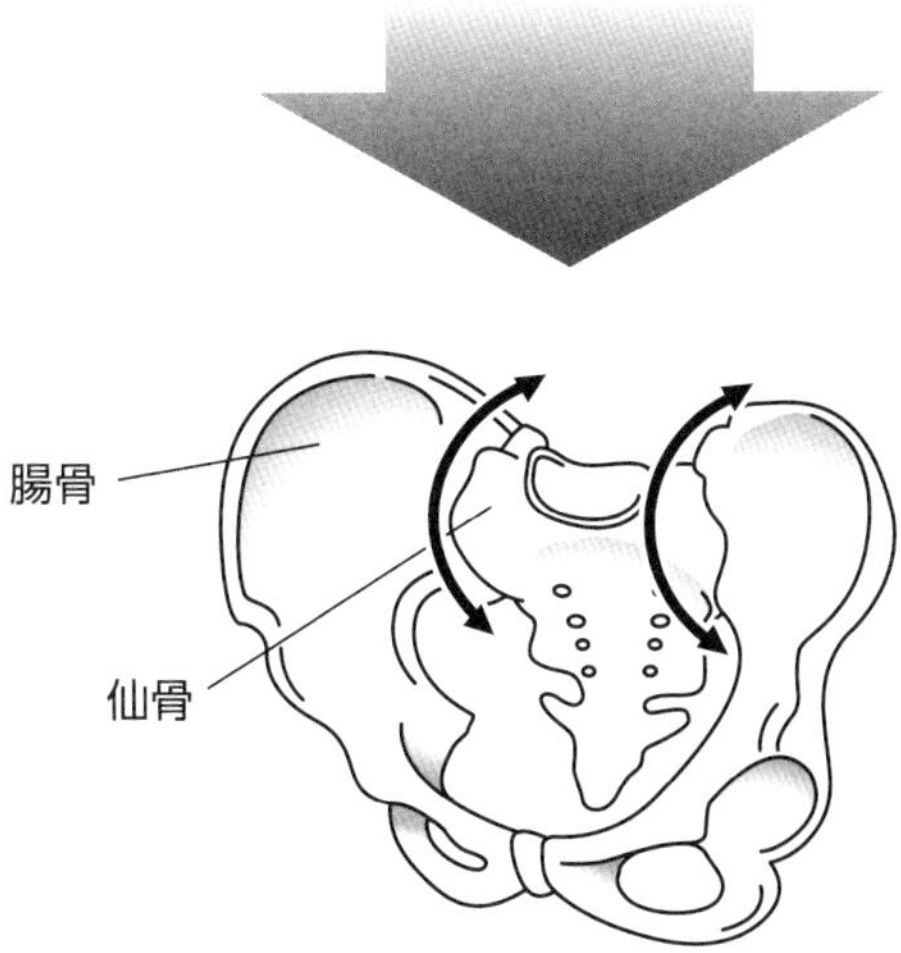

仙腸関節を滑らかに動くようにする

なのはいうまでもありません。坐骨神経痛のように複数の病因が考えられる場合は特にそうです。

一般的な整形外科では、診断は主にレントゲンやＭＲＩ画像に基づき行われます。しかし、普通の整形外科医が知らない重要な問題があります。

私は、**坐骨神経痛の原因はレントゲンやＭＲＩ画像だけでは正確に診断できない**と考えています。

理由は主に以下の２つが挙げられます。

- レントゲンやＭＲＩ画像でヘルニア、すべり症、狭窄症が写っても、それらが痛みやシビレの原因ではないことが多い。
- 坐骨神経痛の原因として最も多い、仙腸関節の機能障害はレントゲンやＭＲＩ画像には写らない。

このため、診療においては、レントゲンやＭＲＩを撮るだけでなく、仙腸関節の機能障

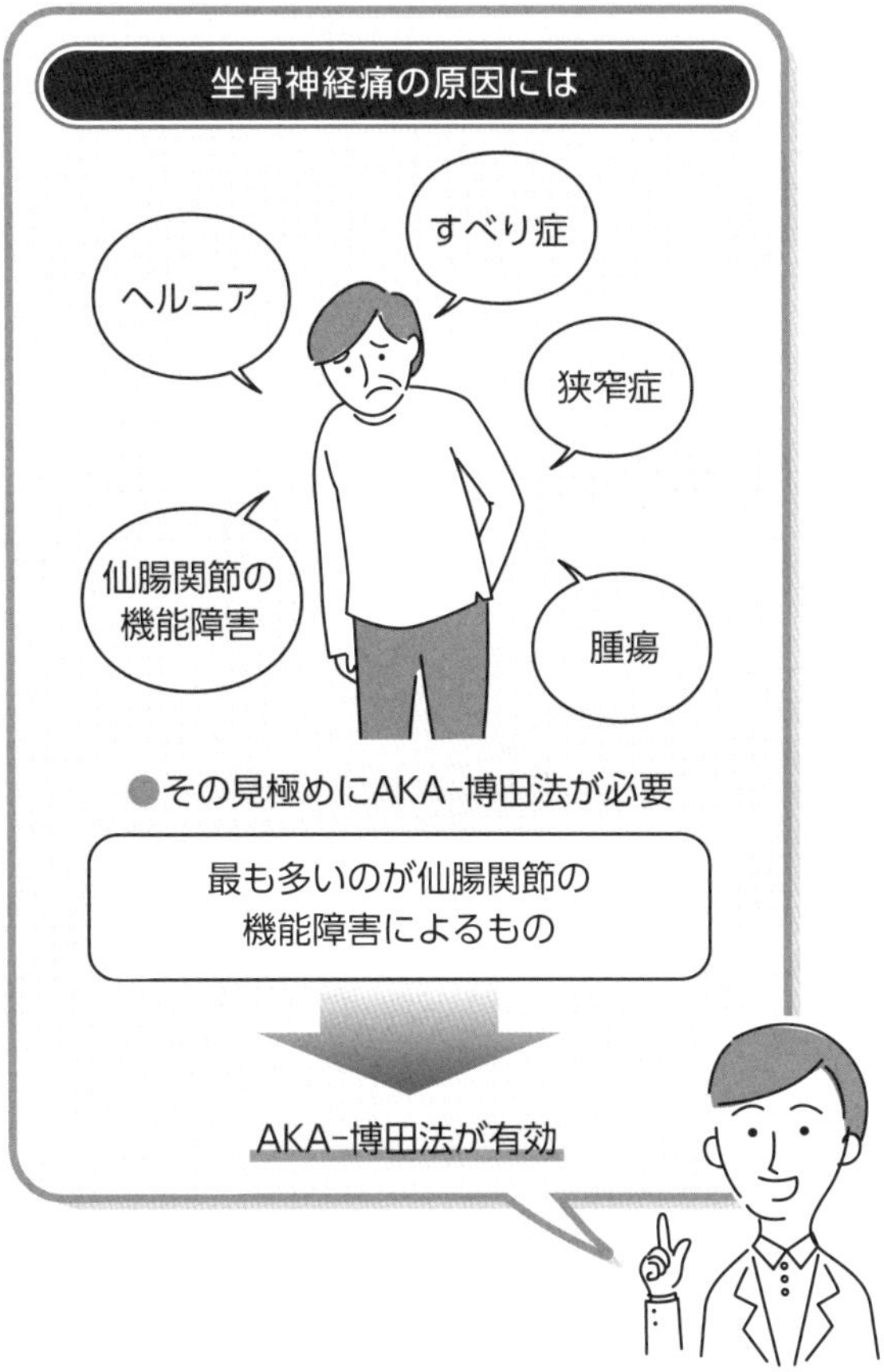
坐骨神経痛の原因には
すべり症
ヘルニア
狭窄症
仙腸関節の機能障害
腫瘍
●その見極めにAKA-博田法が必要
最も多いのが仙腸関節の機能障害によるもの
AKA-博田法が有効

害も考慮してＡＫＡ-博田法を行う必要があります。私の経験では**坐骨神経痛の原因として最も多いのが、仙腸関節の内部の動きが悪くなっている、関節の機能障害**です。

ＡＫＡ-博田法で治療すると、多くの坐骨神経痛が改善されます。

一定期間ＡＫＡ-博田法を行い、痛みやシビレが変化しない場合は、腰椎椎間板ヘルニア、腰椎すべり症（分離すべり症を含む）、狭窄症、腫瘍を疑い再度検査をするとよいでしょう。

変形性腰椎症といわれたあなたへ

変形性腰椎症はレントゲンやＭＲＩで検査すると腰の骨に変形があり、医師がこれを痛みの原因と考えたときに診断されます。

しかし、腰の骨の変形が重症な人ほど痛みが強いというわけでもなく、軽症な人が痛みを訴えることもあります。レントゲンなどに写る腰の骨の変形が必ずしも痛みの原因になるとはいえません。では、原因は？　一番に挙げられるのが仙腸関節の機能障害です。仙腸関節にある軟骨は高齢になってくると徐々に擦り減ってしまい、それに伴い仙腸関節の動きが損なわれやすくなります。仙腸関節の機能障害であれば、ＡＫＡ-博田法で痛みは改善できます。

私の経験では、**変形性腰椎症と診断された方の痛みのほとんどは、仙腸関節の内部の動きが損なわれた、関節の機能障害が本当の原因**です。

変形性腰椎症

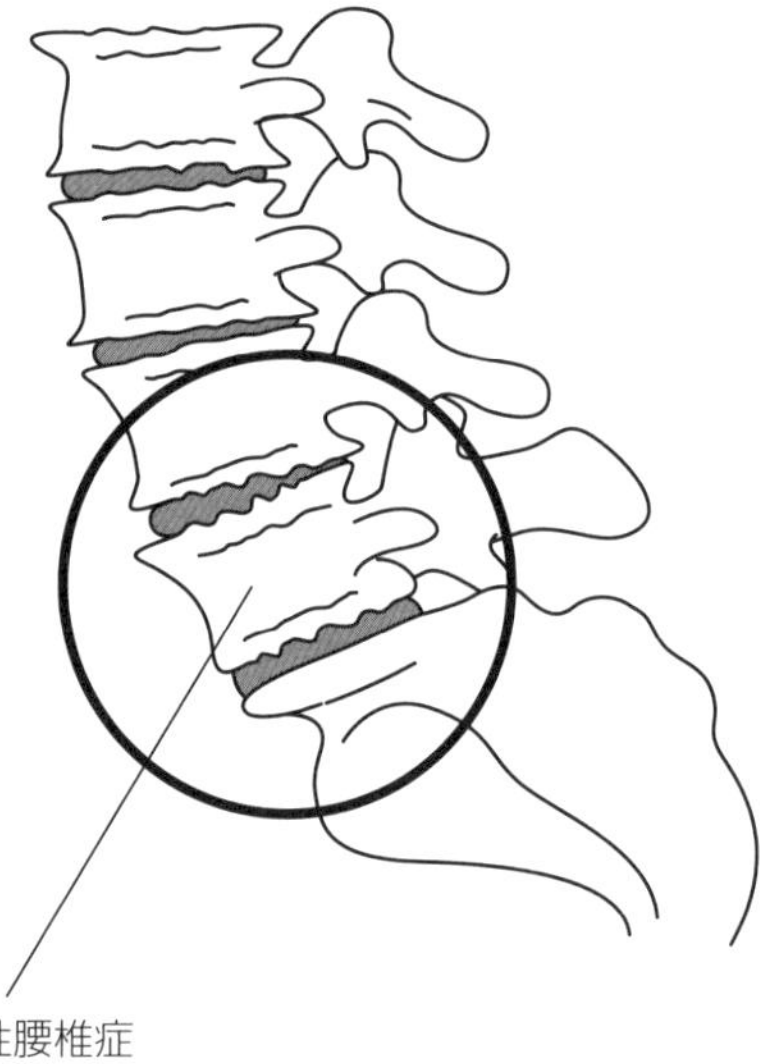

椎間板がつぶれて、骨は加齢による変形がある

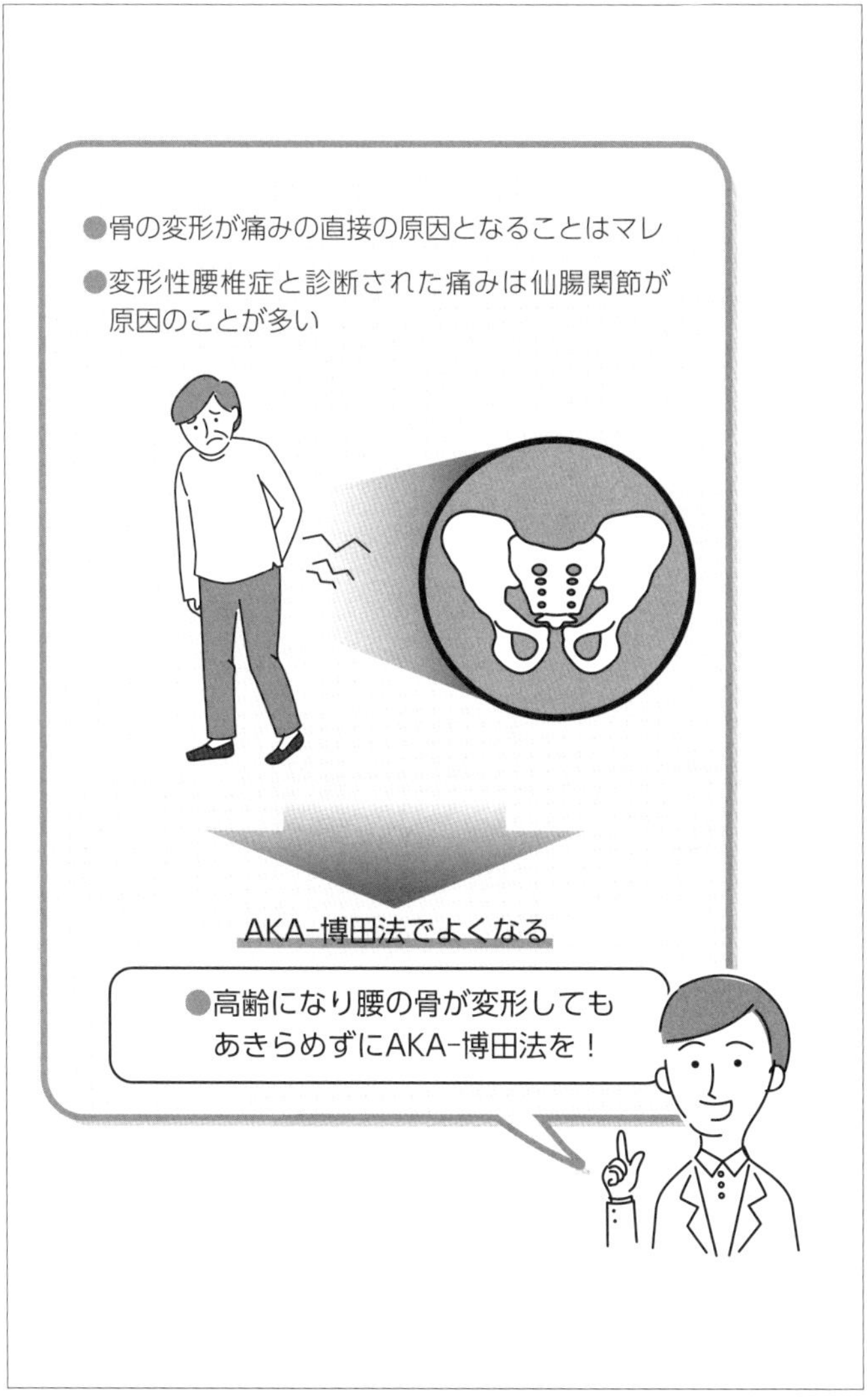
●骨の変形が痛みの直接の原因となることはマレ
●変形性腰椎症と診断された痛みは仙腸関節が原因のことが多い
AKA-博田法でよくなる
●高齢になり腰の骨が変形しても
あきらめずにAKA-博田法を！

「痛みは年のせい」「腰の骨の変形」などと説明され困っている方は、ＡＫＡ-博田法で仙腸関節の内部の動きが損なわれていないか、関節の機能障害を治療してみるとよいでしょう。

背骨が曲がっているから治らない？　と思っているあなたへ

背骨は横から見ると、前後方向に曲がっています。これを**生理的弯曲《わんきょく》**といい、曲がっていることが正常です。

これに対し、正常でない曲がりとして脊椎側弯症（以下、側弯）や変形性腰椎症があります。

側弯とは、身体を正面から見たときに左右方向に曲がっている状態のことです。真横に曲がるだけでなく、身体が捻れたようになって曲がっている方も含みます。側弯で多いのが、思春期に原因なく曲がってしまう特発性側弯症です。成人して側弯は残っても、痛みなく普通に過ごしている方が大部分です。このほかに、成人してから側弯を発症する方もいらっしゃいます。

変形性腰椎症は前項で述べたように、老化により骨が変形して背骨が曲がってしまう病

生理的弯曲

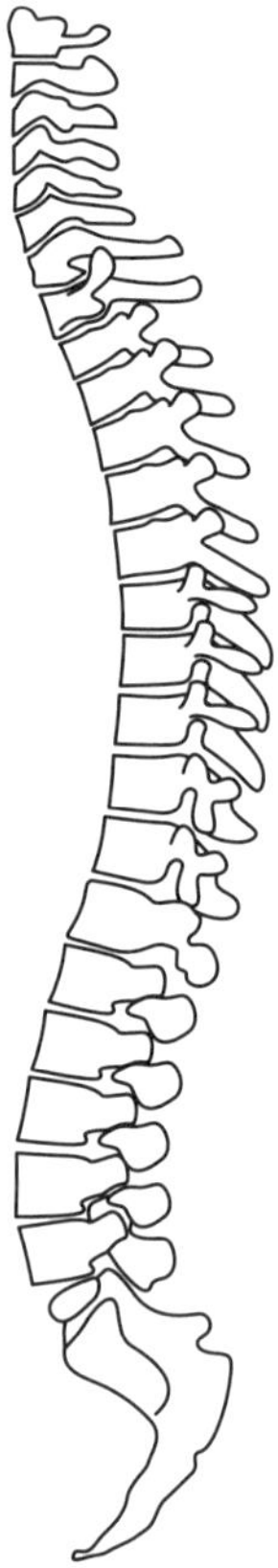

側弯

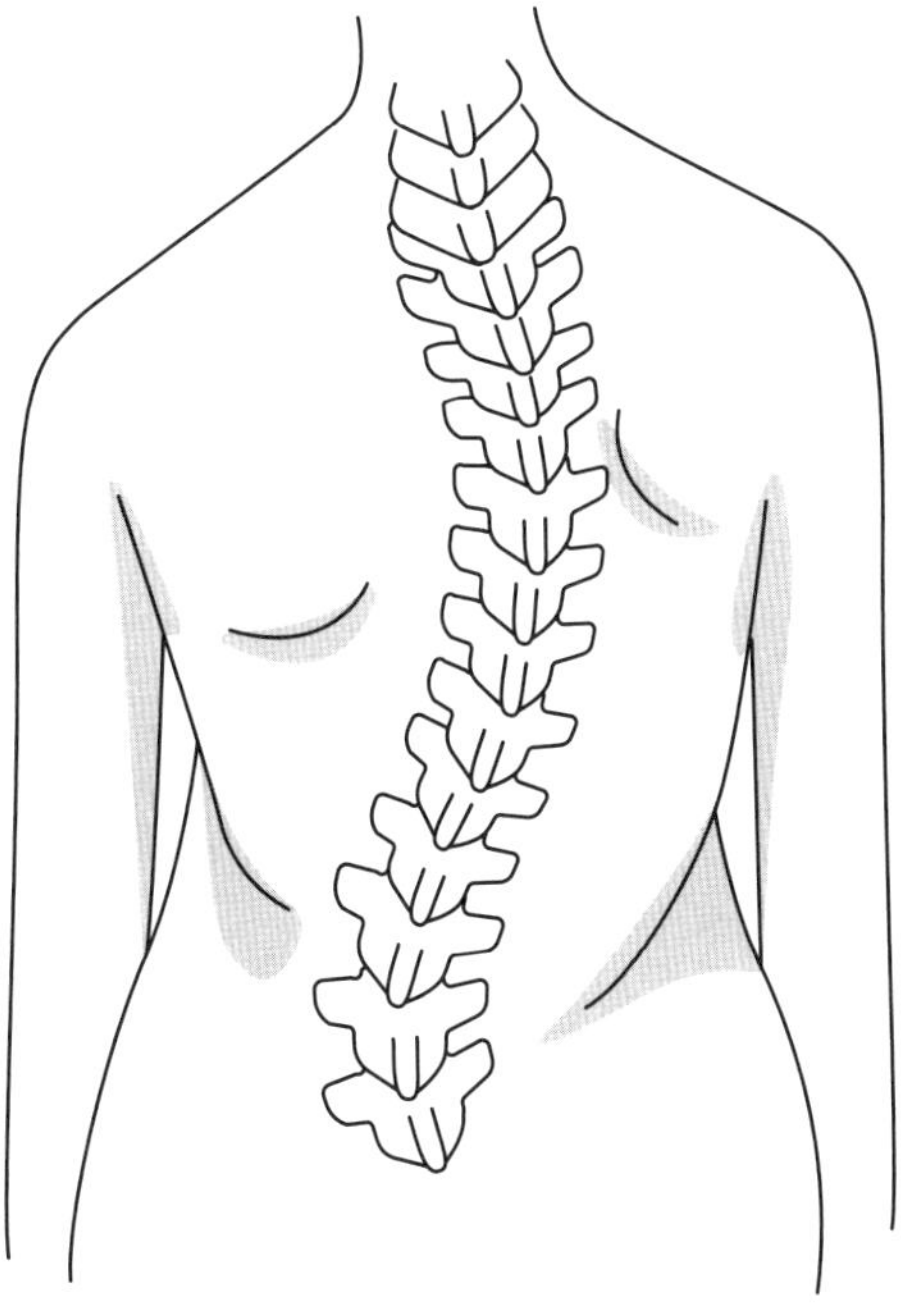

気です。高齢で腰が前に曲がっている方や、後ろに反《そ》ったようになっている方がそうです。

実は腰痛などの痛みがない方でも、多少の側弯や変形のある方はいらっしゃいます。この場合、ご自分で側弯や変形があることを気づいていない方もいるくらいなので、内臓や神経に異常をきたしたり、痛みがなければ問題視する必要はありません。問題は整形外科で、背骨が曲がっていることが腰痛の原因といわれた方です。腰が異常に反っている、曲がっている、弯曲が少ない、左右に曲がっている、といった場合です。

もし、背骨の曲がり方の異常が痛みやシビレの原因であれば、それを治さない限りよくなりません。

しかしAKA-博田法では、**背骨の曲がり方の異常は、痛みの直接の原因にはならない**と考えます。

そのため、曲がりの異常を治療するのではなく、内部の動きが損なわれた、仙骨関節を治療していきます。これにより、痛みがよくなる場合があります。

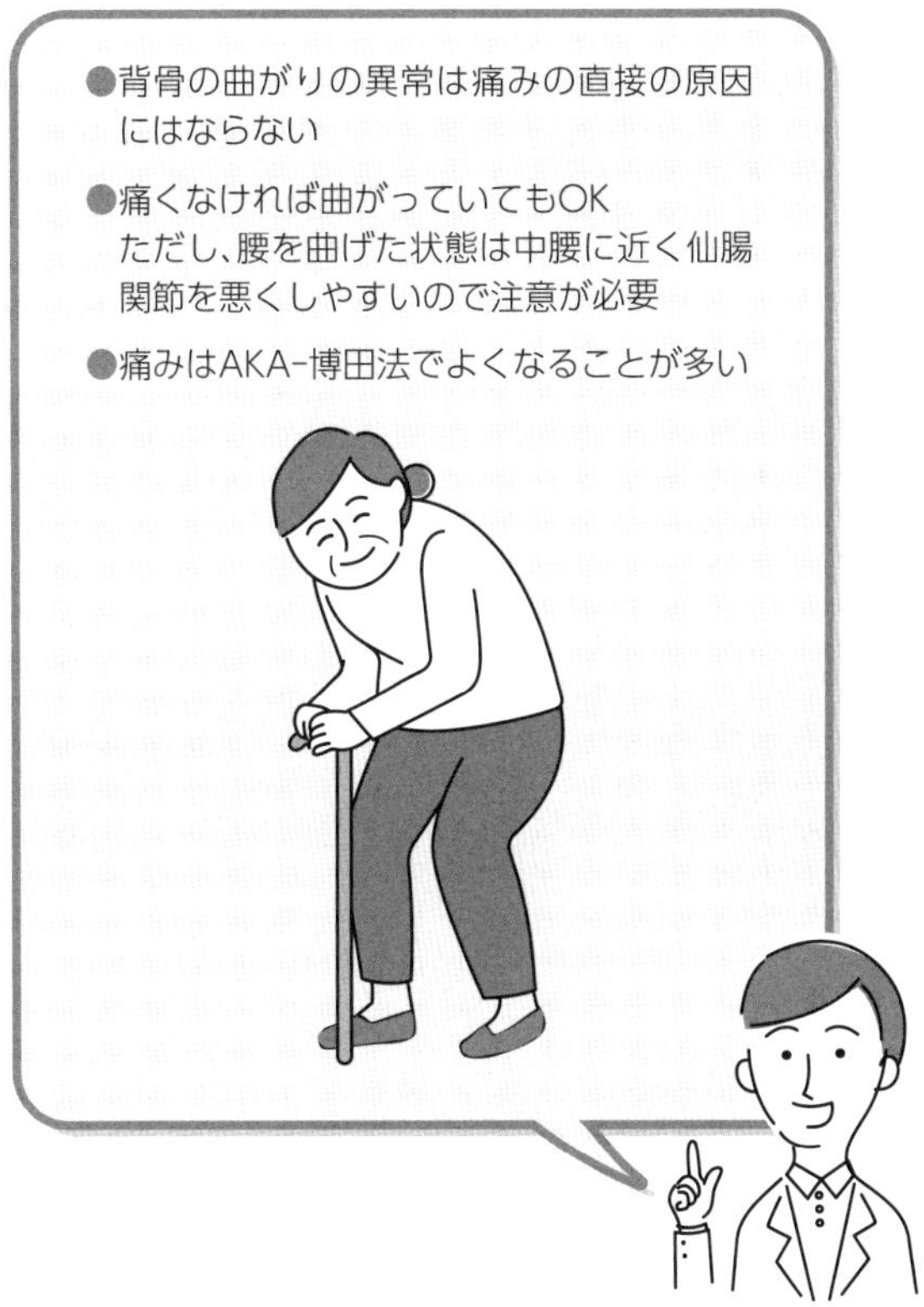
●背骨の曲がりの異常は痛みの直接の原因にはならない
●痛くなければ曲がっていてもOK
ただし、腰を曲げた状態は中腰に近く仙腸関節を悪くしやすいので注意が必要
●痛みはAKA-博田法でよくなることが多い

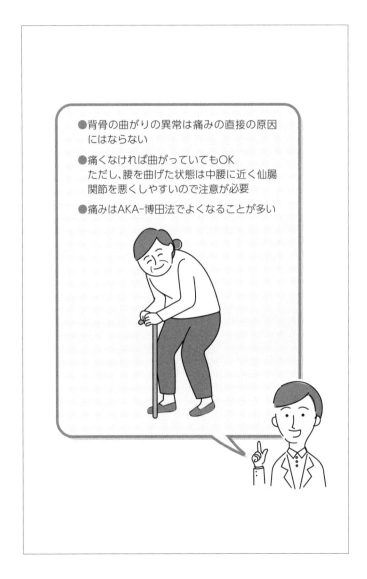

この場合、痛みやシビレは、曲がり方の異常ではなく、仙腸関節の内部の動きが損なわれたことによる関節の機能障害が原因です。他に、痛みのために背骨が曲がってしまうことがあります。この場合、AKA-博田法で治療して痛みがよくなると、背骨が真っ直ぐになることがあります。

痛みと関係なく曲がっている方は、曲がった背骨が完全に真っ直ぐになることはありません。しかし、背骨が曲がっていること自体が痛みの直接の原因ではないため、痛みを治すという意味では、背骨の曲がりを治す必要はないのです。

では、腰の曲がり方が痛みとまったく関係がないのか、というと必ずしもそうではありません。背骨の曲がり方の異常が痛みの発症しやすさに影響する場合があります。老化による変形や過去の圧迫骨折などにより、腰がかなり曲がっている方がそうです。曲がっていること自体は痛みの直接の原因ではなくても、曲がっている状態は中腰の姿勢に近くなります。そのために、仙腸関節の内部の動きが悪くなりやすい状態になっているのです。

このような方は、**痛みがあるときだけAKA-博田法で治療するとよい**でしょう。仙腸関節がよくなれば、曲がったままでも痛みからは解放されます。

圧迫骨折といわれたあなたへ

腰椎の圧迫骨折ののち、何カ月経っても腰痛が治らないという方がしばしばいます。骨はくっついたのになぜだろう、実は骨折がちゃんと治っていないのでは、と不安になる方もいます。

70代のE男さんの腰痛が始まったのは約1年前。年末の大掃除の際、中腰で荷物の片づけ作業を行っているときに尻もちをつきました。それ以降急に腰痛を発症、近くの整形外科を受診しました。レントゲン検査後、「腰椎圧迫骨折」と診断がつき、コルセットや鎮痛薬が処方され、安静にしているように勧められました。しばらくすると急激な痛みはなくなりました。しかしそれ以来、E男さんは慢性的な腰痛に悩まされるようになったのです。

主治医に「この腰痛、なんとかなりませんか」と相談したところ、「腰の骨がもろくなり、つぶれてしまっています。これ以上はもうどうしようもない」とのこと。「もうあきらめるしかないのか」と思っていた頃、奥さんからＡＫＡ－博田法のことを聞き、私の診察を受けることになったのです。

Ｅ男さんの腰のレントゲン写真には腰椎圧迫骨折に見える部位がありました。尻もちをついたときに腰の骨がつぶれてしまったのでしょう。腰椎圧迫骨折の診断は正しかったのです。ただ、圧迫骨折が原因の痛みは時間とともに軽減します。

しかし、Ｅ男さんの場合、腰の痛みは骨折の受傷時よりは軽くなっていますが、１年経っても残っています。私は他にも痛みの原因があるのでは、と考えました。例えば、仙腸関節の機能障害は、Ｅ男さんの腰痛のきっかけとなった片づけなどの中腰作業、尻もちで生じやすいのです。そのため、ＡＫＡ－博田法を勧めました。

腰椎圧迫骨折の急性期は、安静やコルセット、鎮痛薬などによる治療が一般的です。Ｅ男さんの**当初の急激な痛みは腰椎圧迫骨折によるものだった**ので、最初の治療でよくなりました。しかし、**問題はそのあとに残った慢性腰痛**です。

仙腸関節の機能障害は、荷物の片づけのような中腰の作業や尻もちをつくことでも起こ

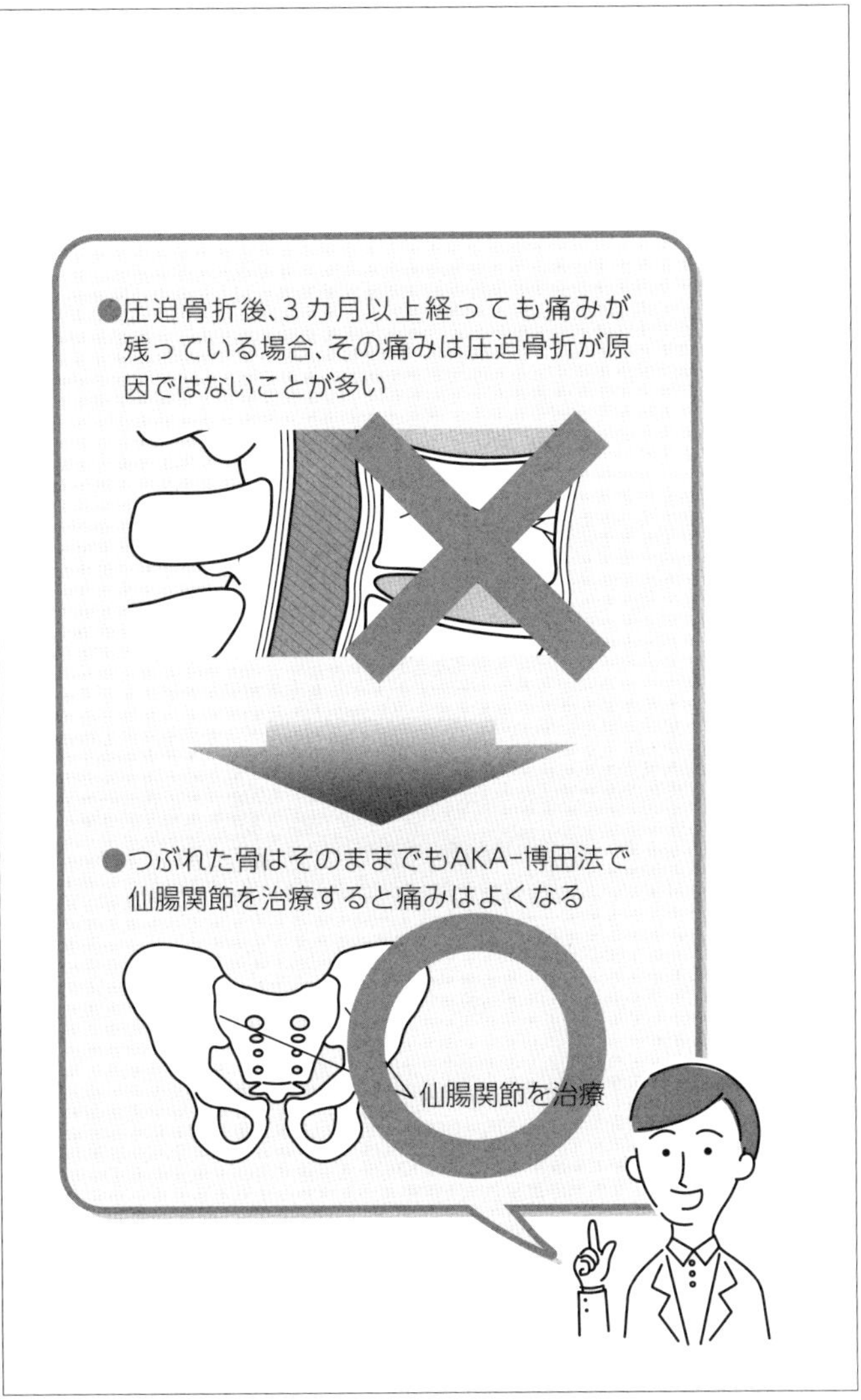
●圧迫骨折後、3カ月以上経っても痛みが残っている場合、その痛みは圧迫骨折が原因ではないことが多い
●つぶれた骨はそのままでもAKA-博田法で仙腸関節を治療すると痛みはよくなる
仙腸関節を治療

ります。しかし、腰椎圧迫骨折のようにレントゲンやＭＲＩの画像診断ではわからないため、ほとんどが見逃されています。

圧迫骨折後、３カ月以上経過して痛みが残っている場合、その痛みは**仙腸関節の内部の動きが損なわれたことによる関節の機能障害が原因で起こっている可能性**があります。骨がもろくなってつぶれているとあきらめる前にＡＫＡ-博田法を受診するとよいでしょう。

ぎっくり腰にもＡＫＡ–博田法は有効

ぎっくり腰の大多数は、**中腰でゆるんだ状態の仙腸関節に外力が加わり、仙腸関節の内部の動きが悪くなることが原因**です。つまり、仙腸関節が機能障害を起こしてしまった状態です。

レントゲンやＭＲＩで異常がないにもかかわらずぎっくり腰後の痛みがつづく場合、画像診断に頼っている整形外科医は、治療に難渋してしまうことが多いようです。

この痛みは、従来の安静や鎮痛薬などの治療で治まる方が多いので、すべてにＡＫＡ–博田法を行う必要はありません。しかし、「ぎっくり腰を繰り返すような場合」や、「ぎっくり腰をして以降痛みがなかなかよくならない場合」は、ＡＫＡ–博田法を受けて仙腸関節の機能障害をチェックすべきでしょう。

もともと腰が悪くない方の場合、ぎっくり腰を発症した直後にＡＫＡ–博田法を行うと顕著に改善することも珍しくありません。

●ぎっくり腰の激痛は仙腸関節の機能障害
●ぎっくり腰を繰り返す方や、ぎっくり腰をして以来痛みが慢性化している方はAKA-博田法を！

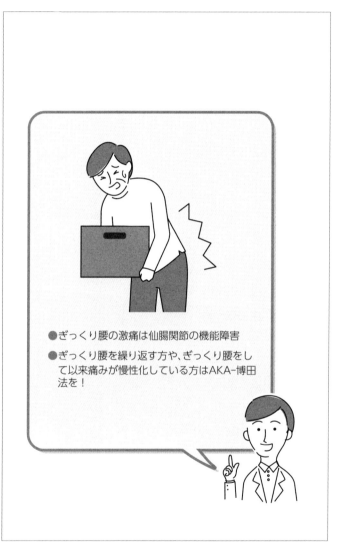

中腰姿勢が多い方の症例

長年腰痛を患《わずら》っている方は、中腰姿勢が腰痛によくないことはご存知でしょう。私のクリニックにも、日常的に中腰姿勢が多い方や、介護職などの中腰姿勢に力が加わるような職業の方が長年の腰痛に悩み来院されます。

中腰の姿勢が多い方はいうまでもなく、腰に加わる負担が多くなります。問題は中腰姿勢のときの仙腸関節の状態です。中腰の姿勢をしたときに、仙腸関節は不安定な緩みの位置となります。このときに力が加わると、関節が捻れたようになり機能障害を発症することがあるのです。

このため、中腰姿勢の多い職業の方や、家事労働でも不意の中腰姿勢で痛めてしまうことがあるのです。

50代のF男さんは、仕事で重いものを持ったり中腰姿勢の作業をしたりすることが多く、慢性的な腰痛と下半身のシビレに悩まされていました。鎮痛薬を服用しながら仕事をつづけてきましたが、徐々に痛みが増し、とうとう仕事に影響が出るようになってきました。鎮痛薬以外に治療法はないかといろいろ探し、AKA-博田法を受診することになりました。

F男さんいわく、「初めてAKA-博田法を受けたあと、2日間は腰の痛みが強くなりました。改善するだろうか、と少し不安になったのですが、その後、両下半身のシビレが消え、3回目の治療後には腰痛も楽になってきたと感じることができました。AKA-博田法を始めて3カ月後には、それまで使っていた鎮痛薬やシップがなくても大丈夫になりました。仕事で無理をすると痛みは出ますが、以前とは比較にならないほど楽に仕事ができます」

F男さんの慢性腰痛の原因は、中腰作業などで**仙腸関節の内部の動きが損なわれたことによる関節の機能障害**でした。

中腰姿勢が多い方の症例

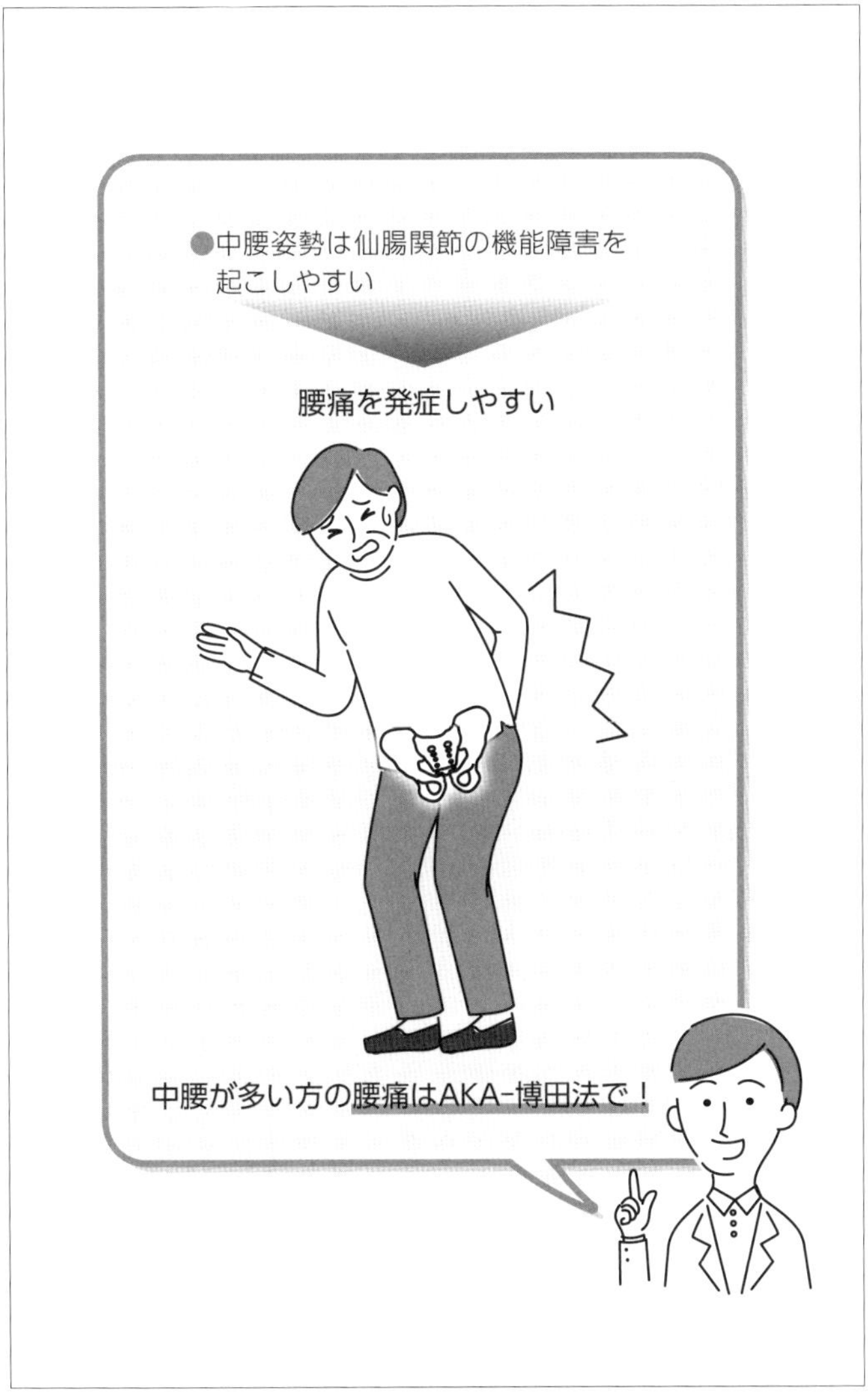
●中腰姿勢は仙腸関節の機能障害を起こしやすい
腰痛を発症しやすい
中腰が多い方の腰痛はAKA-博田法で！

中腰姿勢の多い職業の方で慢性的な腰痛に悩む方はたくさんいらっしゃいます。そして、これらの痛みに対しては、ＡＫＡ-博田法が有効です。Ｆ男さんのように責任感が強い方は、鎮痛薬で痛みを抑えながら仕事をつづけるケースが少なくありません。

鎮痛薬は痛みを抑えて感じにくくしているだけで、痛みの原因を治しているのではありません。慢性的な腰痛の場合、痛みの原因を見極めて**根本治療（ＡＫＡ-博田法）を行うのが重要**なのです。

心因性といわれた腰痛

画像検査の結果、腰痛を発症する「異常」が見られないにもかかわらず、長期にわたり痛みを訴えていると、整形外科医は「心因性腰痛」と診断することがあります。そして、心療内科や精神科の受診を勧めます。このように腰痛の原因を精神疾患に求めるケースが増えています。

近年、腰痛に心理・社会的要素が関与したストレス性のものが増えてきています。これは「心因性腰痛」とも呼ばれ、今日では国の重要疾患の1つになっているほどです。心因性腰痛は腰だけではなく、頭、首、肩なども痛み、あるいは、不眠、吐き気、動悸など、全身に不調が見られるのが特徴です。

確かにうつ病の一症状として腰痛があらわれることはあります。その場合、抗うつ薬による治療が行われます。腰痛の原因が「身体」ではなく「心」にある場合は、これにより改善する方もいます。

しかし多くの場合、腰痛の原因は「心」ではなく「身体」にあり、「身体」をしっかりと治す必要があります。ところが**「身体」の問題に腰痛の原因がわからないことによる不安が重なり、痛みが2倍、3倍と強く感じてしまうことがある**のです。そのため、心療内科を紹介された患者さんは「心療内科？　腰痛だよ。この整形外科の先生、大丈夫……？」と、不信感も手伝って、さらに悩むことになってしまいます。

こんなときこそＡＫＡ-博田法の出番です。**ＡＫＡ-博田法では腰痛の85％を占める「原因がわからないとされる腰痛」のほとんどを、改善へいざなう**のです。

保育士のＭ子さん（40代）は、半年前から腰痛と股関節痛が気になっていました。近所の整形外科医院を受診したところ、レントゲン検査の結果「特に異常はないので、鎮痛薬とシップで様子をみましょう」といわれました。

しかし、３カ月経っても、痛みは一向に改善する様子がありません。我慢できず、今度は総合病院の整形外科を受診、ＭＲＩ検査も受けましたが、やはり異常は見つかりませんでした。担当の整形外科医は「うつ病のような精神的疾患が原因かもしれない」と考え、心療内科を紹介されたというのです。

M子さんは、心療内科には抵抗があったものの、とりあえず受診してみることにしました。診察の結果、抗うつ薬が処方されました。しばらくM子さんは薬を服用したものの、腰痛・股関節痛はまったくよくなる兆《きざ》しがありません。どうしたら治るのか、何か他に方法はないのか、と困り果てていたときに、AKA-博田法を知ったのです。

「レントゲンやMRIなど一般的な整形外科の検査で、異常はありませんでした。この時点でM子さんの痛みの原因が、心療内科的な疾患によるものかどうかははっきりしませんでした。M子さんは保育士で中腰の多い職業です。もしかすると、仙腸関節の内部の動きが悪くなり、関節の機能障害が隠れているかもしれない……」

私はそう考え、AKA-博田法をM子さんに勧めました。

「初めてAKA-博田法を受けた直後、歩行時の股関節の痛みは軽くなった感じがありました。痛みが軽くなり、先生から『痛みの原因は仙腸関節の機能障害かもしれません』といわれたことで、これまで痛みの原因がわからず不安だった気持ちがスーッと楽になりま

- 精神的なものが原因とされる腰痛も最初は仙腸関節が原因であることが多い
- 仙腸関節が原因の腰痛はレントゲンやMRIには写らないため、“身体はどこも悪くない”とされる
  これに、原因が何かわからないという不安が加わる

精神的要因に痛みの原因を見出しがちになる

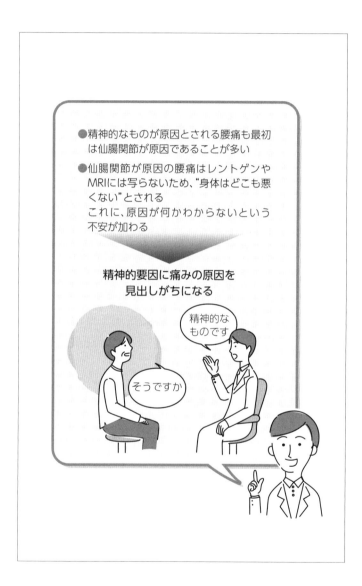

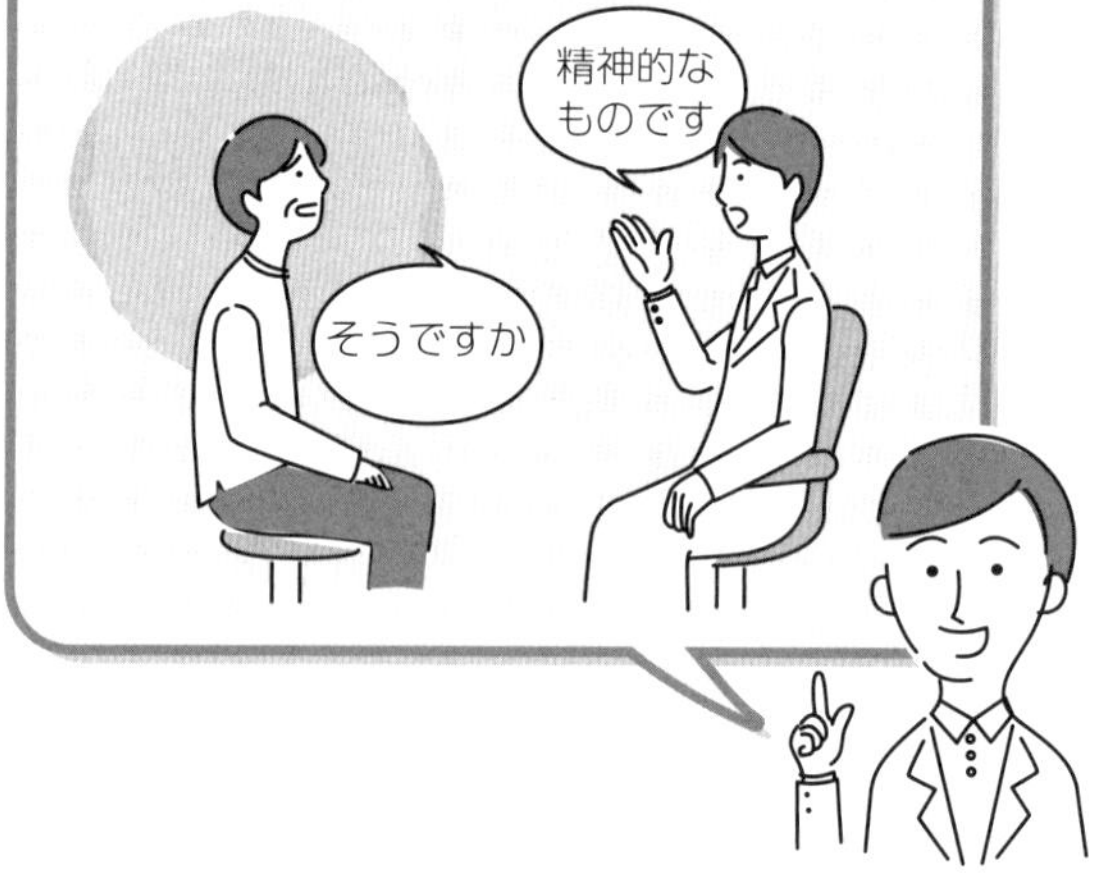

した。そして治療開始から3カ月後には、腰痛・股関節痛はほとんどよくなったのです」

「M子さんは保育士で中腰姿勢が多いため、仙腸関節に負担がかかり関節の内部の動きが悪くなりやすい職業です。これまでにレントゲンやMRIなどの検査は受けましたが、仙腸関節の機能障害については調べていませんでした。『うつ傾向』はあったようですが、それが痛みの原因かはわかりません。**痛みの治療がうまくいかないことで、あとから精神的に病んでしまう方も少なくない**のです。M子さんの場合、心療内科的な治療は痛みに対してはあまり効果がなかったようです。AKA-博田法を行った結果、仙腸関節の機能障害が痛みの原因と診断がつき、幸いにも痛みは改善しました」

検査で原因がわからない腰痛は心療内科に紹介されるケースが増えています。確かに、心療内科的な疾患が関係する例もありますが、もともと身体に悪いところがあって、痛みが治らないことへの不安から精神的に病んでしまうこともあります。仙腸関節の機能障害をAKA-博田法で調べることが腰痛が治るきっかけになるかもしれません。

コラム

痛みの原因は「心」? それとも「身体」?

精神科、心療内科で治療をしても身体症状が軽減するのはわずか3分の1といわれています(『腰痛』〈菊地臣一著、医学書院〉より)。

ＡＫＡ-博田法から考える腰痛体操

ＡＫＡ-博田法で治しても、痛くない状態がずっとつづくとは限りません。普通に生活しているだけで仙腸関節の内部の動きが悪くなり、機能障害が生じ、腰痛が再発することもあります。

特に40歳を過ぎると関節が老化しはじめるといわれています。これにより、仙腸関節がスムーズに動かなくなり、機能障害が起こりやすくなります。つまり痛みを起こしやすくなるのです。

腰痛を防ぐためにぜひとも行ってほしい**予防法**があります。それが「**前屈・後屈体操**」です。

どのように行うのかを簡単に紹介します。

①両足を少し開いて、「気をつけ」の姿勢で立ちます。

前屈・後屈体操

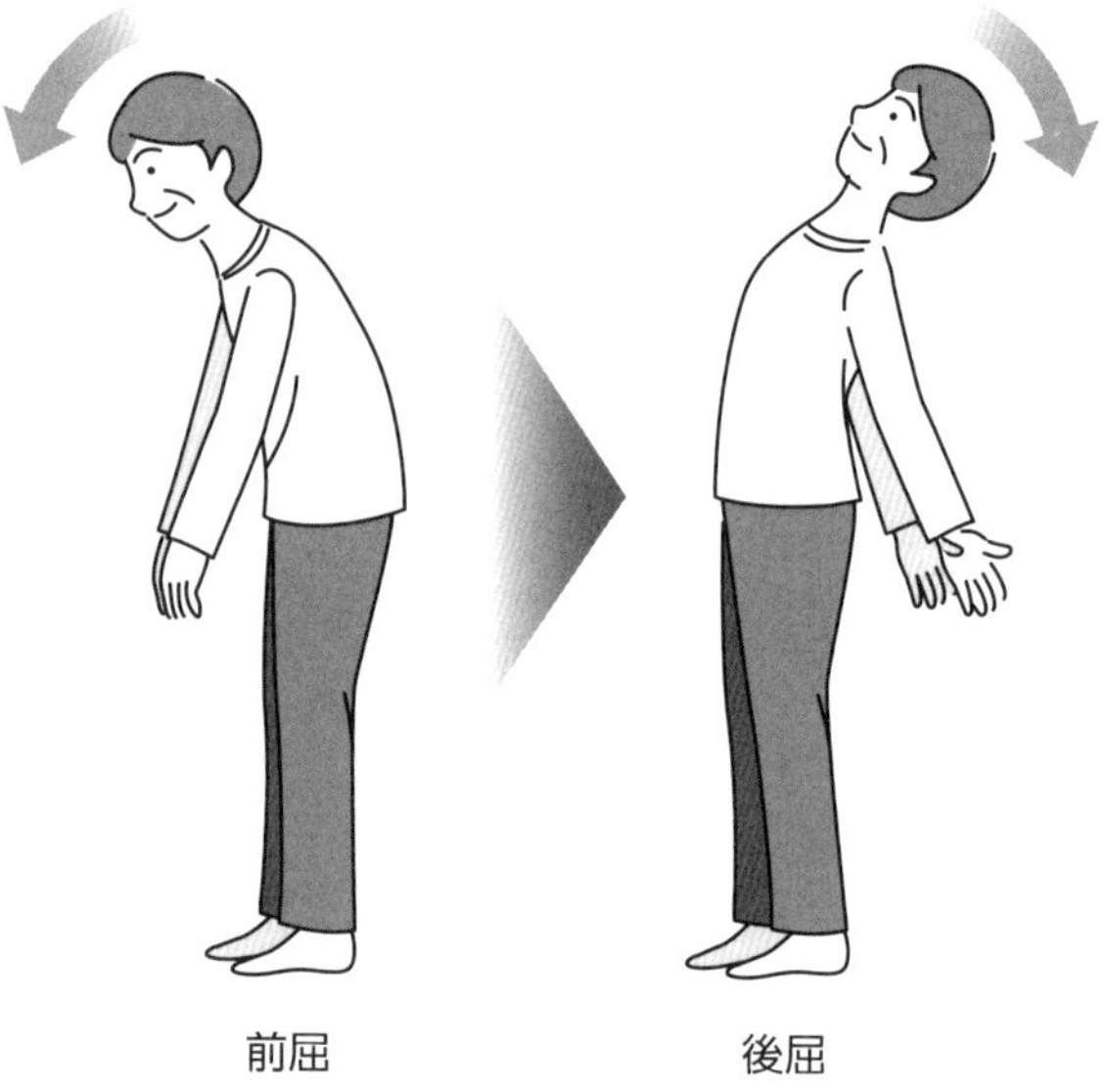

- この体操はAKA-博田法で治療したうえで行って下さい
- 「前屈+後屈」で1回とし、これを3回行って下さい
- この体操を20〜30分に1回行うことで、比較的再発を防げます

②上体をゆっくりと前に倒します。中腰になるほど深く曲げる必要はありません。浅く、少し曲げる程度です。

③前屈から身体を戻すと、今度は後屈。上体をゆっくりと後ろに少し倒します。ここでも無理に上体を反《そ》らせる必要はありません。

④この**「前屈＋後屈」で1回として、これを3回繰り返し**てください。

⑤この体操は**20〜30分おきに**行いましょう。

これにより仙腸関節の機能障害を比較的予防できます。

これは**筋肉を鍛える体操ではなく、仙腸関節をスムーズに動かすのが目的**です。めいっぱい前にかがんだり、反動をつけて身体を後ろに反らしたりすると、かえって痛みが悪化することがあるため、軽く行うようにしてください。

特に、長時間にわたる立ちっぱなしや座りっぱなしでは腰痛が起こりがちです。**こまめに姿勢を変えるように心がけて、この体操をするとよい**でしょう。

日常生活の注意

原則、安静を心がけてください。安静とは痛みを感じない状態で生活することです。

特に仙腸関節が炎症を起こしている場合は安静が大切です。治るための近道は、**仙腸関節の機能障害をＡＫＡ-博田法で治療して、安静にすること**です。

座っているときは仙腸関節に上半身の重みが加わり、安静になりません。この関節にとって**最も安静な状態とは、エビのように少し背中を丸め、両足を曲げて痛い側を上にして横向きに寝た状態**です。

ＡＫＡ-博田法を受けたあと、このように安静にしていると、機能障害や炎症による痛みは、３～６カ月で楽になります。この期間に体操や運動をつづけて仙腸関節に負担をかけてしまうと、何年経っても痛みが治らないことがあります。筋力を鍛えたりストレッチなどの体操を勧められて行っている人も多いようですが、腰痛を根本から治すという意味で

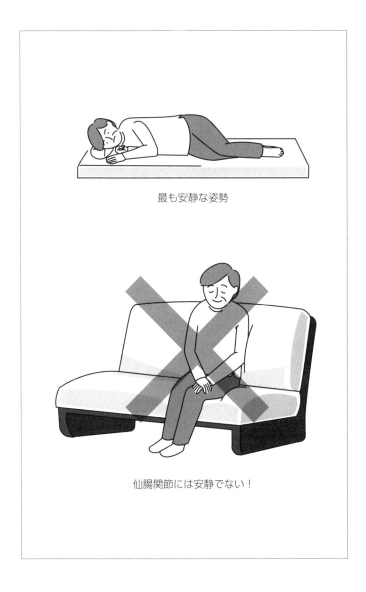

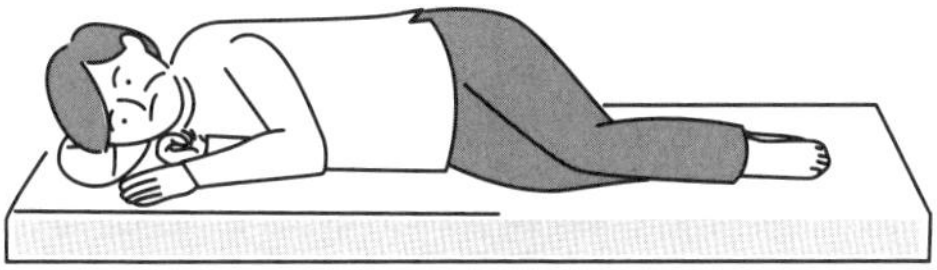

最も安静な姿勢

仙腸関節には安静でない！

はよくないことが多いため、注意が必要です。

腰痛を防ぐ日常生活のポイントは、①「中腰を避ける」、②「同じ姿勢を長くつづけない」、③「疲れをためない」、④「身体を冷やさない」の4点を気をつけてください。

①中腰を避ける

中腰の姿勢では仙腸関節が不安定な状態になります。このときにものを持ったり、力が加わったりすると、仙腸関節の内部の動きが悪くなり、機能障害を生じることがあります。ぎっくり腰はこの典型です。日常生活ではできるだけ中腰の姿勢を避けてください。やむをえない場合は、**「これから中腰をするぞ」と意識**して行いましょう。意識することで仙腸関節の機能障害を予防しやすくなります。

②同じ姿勢を長くつづけない

同じ姿勢を保ちつづけると筋肉は疲労します。特に、腰の周囲の筋肉は、立っていても、座っていても活動しています。自分では気がつかないうちに負担は蓄積しているのです。腰まわりの筋肉が疲れると上半身の重みを支えきれなくなります。これにより、仙腸関節への負担が増して機能障害を引き起こし、身体のあちこちに痛みやシビレを起こします。

仙腸関節の機能障害を起こさないために、**長時間同じ姿勢でいるときは20〜30分ごとに前述した「前屈・後屈体操」を3回**行ってください（170ページ参照）。数秒でできる簡単な体操です。これを習慣にするとよいでしょう。

③疲れをためない

長時間の同一姿勢のほかに、1日働いて疲れてくると痛みやシビレが強くなるという方は多いでしょう。座位、立位とともに仙腸関節には上半身の重みが加わり、時間とともに負担は増します。その結果、機能障害が悪化して痛みやシビレを発症します。

少し疲れを感じたら20分ほど横になり筋肉を休ませるとよいでしょう。これにより、筋肉はリフレッシュして、上半身の重みを支えられるまでに回復します。

まれに、腰が痛いときに運動をすると一時的に痛みが軽減することがあります。これは運動により一時的に腰の筋肉が緩んだためです。腰痛の多くは腰の筋肉の過緊張状態を痛みやシビレとして感じているため、筋肉が緩むと症状は緩和します。しかし、仙腸関

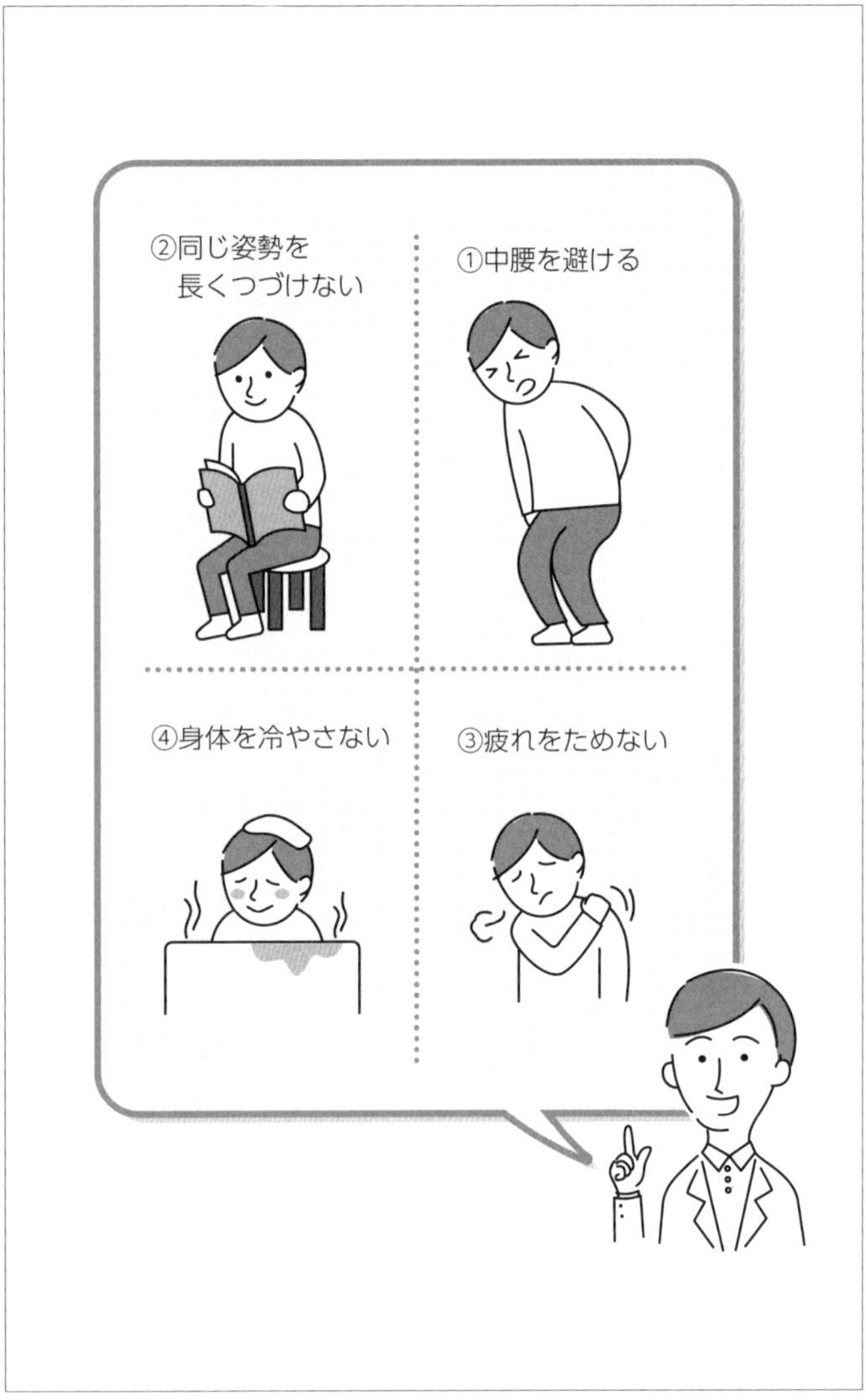
①中腰を避ける
②同じ姿勢を
長くつづけない
③疲れをためない
④身体を冷やさない

節の機能障害が根本的に治っていないため、数日後には、また筋肉が異常な緊張を起こし、痛みが再発します。どうしても筋肉を鍛えたい人は、痛みがよくなってから、少しずつ行いましょう。

また就寝時は、仰向けで膝を伸ばした状態で寝ると仙腸関節にはよくありません。**症状のつらい方を上にして、横を向いて膝を曲げて寝る**ようにしてください。**仰向けでないと眠れない方は、膝の下にタオルのようなものを丸めて入れて、膝を少し曲げた姿勢で寝る**ようにしてください。また、目が覚めたら時々寝返りをするようにしてください。

④身体を冷やさない

冷えと腰痛の関係に「なぜ?」と、疑問を感じる方もいるでしょう。しかし、痛いときにお風呂で温まると、楽になるのを経験した方は少なくないでしょう。**お風呂に入ると身体が温まって、血液循環がよくなり、筋肉の緊張が緩む**ためです。逆に、身体が冷えると仙腸関節の機能障害による症状をより強く感じることがあります。冷えることで筋肉が緊張して、痛みが強くなるためです。冬の寒さや夏のクーラーによる冷えには充分注意し、身体を冷やさないようにしてください。

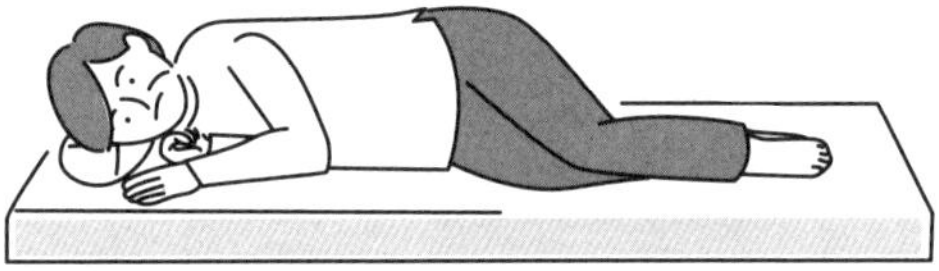

症状が強い方を上にして寝る

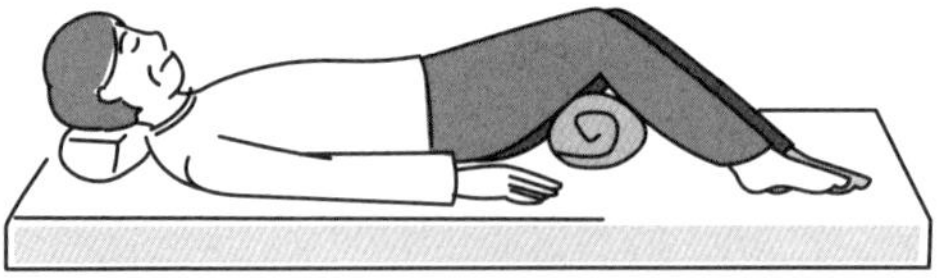

仰向けの場合は、膝の下にタオルなどを入れる

腰痛の常識は間違いだらけ

「腰痛体操は腰痛の予防には役立つが、治療にはならない！」

この事実をご存知でしょうか。書店で見かける腰痛本や、インターネットの腰痛サイトを見ると、必ずといっていいほど腰痛体操が出てきます。腰痛体操をする理由として挙げられているのは、「腹筋や背筋《はいきん》、殿筋《でんきん》を鍛えると脊椎が補強されるので、負担が減り腰痛を防ぐことができる」という考えです。

つまり、腹筋、背筋、そしてお尻の筋肉の殿筋を鍛えると腰痛予防になるというのです。また、「弱った筋肉を鍛えると腰痛は治る」という説明をしている腰痛体操もあります。

これらは「筋肉が衰えると、体重を支えきれなくなった腰椎の椎間板に負担がかかり、腰痛の原因になる」という考え方を根拠にしています。「筋肉がないからだ！　筋トレをしなさい！」と声をかけられ、背中を押されます。このような考え方は一般の方に深く浸透して、常識のようになっています。

筋力の発達した方の代表がスポーツ選手です。彼らの力強くしなやかで俊敏な動きはすばらしいものです。その様子は一般の方からすると健康のお手本のように感じられるかもしれません。「極限まで鍛えあげられた筋力のおかげで痛みとは無縁だろう」と考える方もいるでしょう。

しかし、現実はどうでしょう。腰痛で競技をつづけられず引退したり、治療しながらなんとか競技を続けている選手は少なくありません。**腰痛で困っている方は、スポーツ選手の方が普通の人よりもはるかに多い**のです。

まれに、軽い体操などで腰痛が改善することはあります。しかし、これは運動をしたことによって筋肉が鍛えられ、腰痛が改善したのではありません。体操で筋肉を曲げ伸ばしすることで、筋肉の緊張が一時的に緩んでよくなったと感じるのです。

根本から治癒しているわけではないため、多くの場合、痛みは再発します。腰痛と運動はそのような関係だと認識しましょう。

痛いときに治療として運動を行うと、仙腸関節の機能障害や炎症を悪化させ、逆に痛み

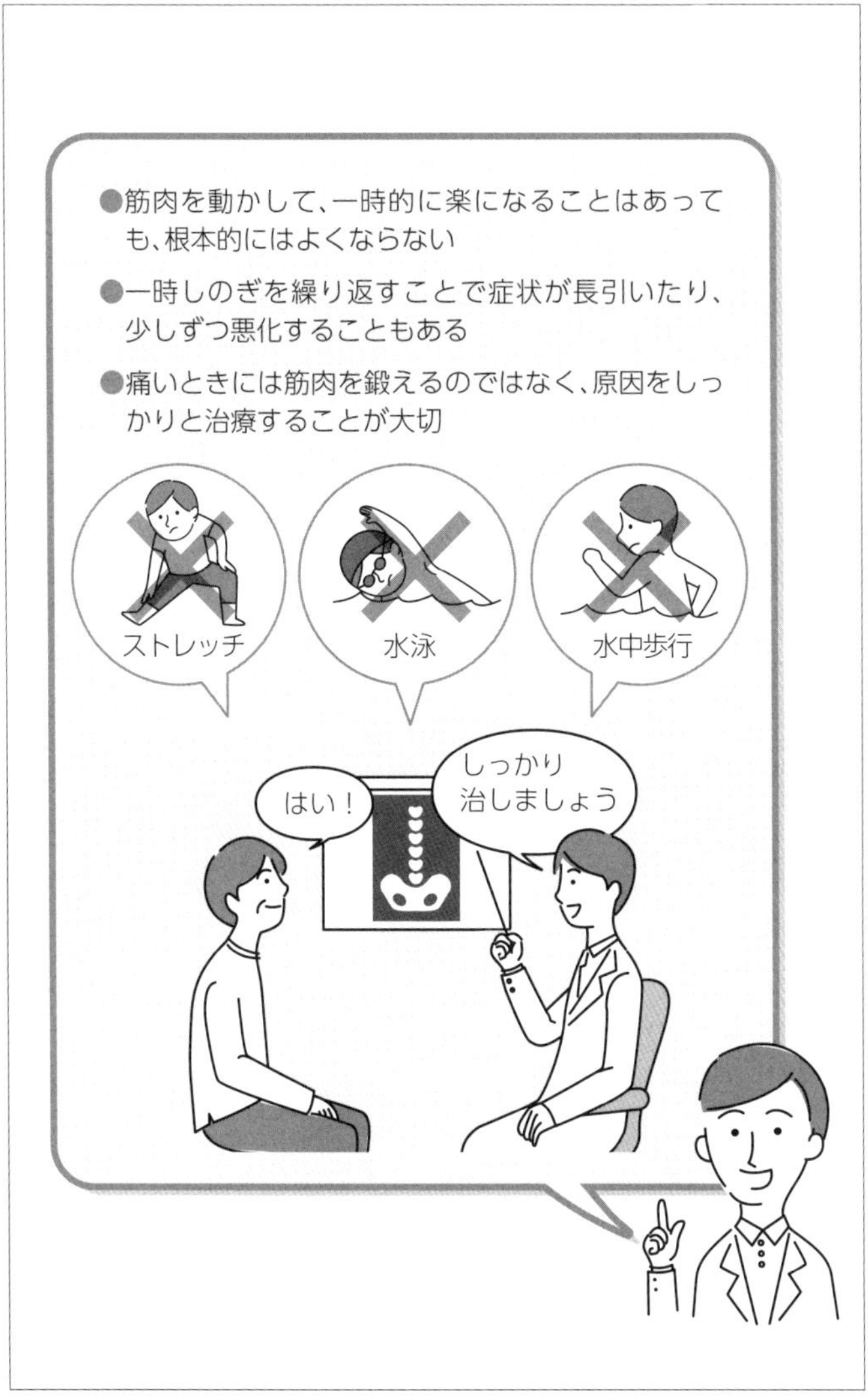
●筋肉を動かして、一時的に楽になることはあっても、根本的にはよくならない
●一時しのぎを繰り返すことで症状が長引いたり、少しずつ悪化することもある
●痛いときには筋肉を鍛えるのではなく、原因をしっかりと治療することが大切
ストレッチ
水泳
水中歩行
はい！
しっかり
治しましょう

やシビレがひどくなったり、症状を長引かせることがあります。腰痛の改善によいと思って行ったことが、かえって治りを悪くしているのです。これを理解していないと、いつまでも腰痛に苦しむことになりかねません。

整形外科医のなかでも腰痛体操を勧めている医師は少なくありません。しかし、ＡＫＡ－博田法を行う医師の視点から見ると、痛いときに行うと悪化することが多く、決して勧められません。

現在の腰痛に関する常識は、多くの腰痛の根本原因が仙腸関節の内部の動きが悪くなって起こることを知らないため、「予防」と「治療」が混同して考えられているという問題があります。痛みやシビレがまったくない方は「予防」、少しでも症状があれば「治療」を優先するとよいでしょう。

筋肉が弱って動けなくなるのでは？　と不安なあなたへ

日常生活の注意点として、「痛いうちはしっかりと治療して、あとはできるだけ安静にしてください」とお伝えしています。

すると、患者さんからは、「治すためには筋肉を鍛えた方がよいのでは？」とか、「安静にしていると動けなくなってしまうのでは？」という不安の声をしばしば聞きます。日々の診療で、患者さんの、筋力低下に対する不安は根強いようです。

整形外科医のなかにも、腰痛は腹筋や背筋《はいきん》を鍛えて……という考え方があります。特に医師から勧められれば、患者さんは納得してしまいます。

また、真面目な患者さんほど、痛みの治療に積極的に取り組む傾向があります。そのため、治療を受けるだけではあきたらず、自分で何かできないか、と考えます。みずからにトレーニングを課し、それを乗り越えればよりよくなるのでは、と考えるのです。

超高齢化社会になり、筋力低下や関節の痛みで寝たきりになってしまうことを防ごうという社会の風潮も影響しているのかもしれません。

痛みがよくなり元気な日々を過ごすために、しっかり治したい。そして、人に迷惑をかけたくないという思いから、筋力をつけて歩けなくなるのを防ごうと考えます。

筋力は強い方がよいのは確かです。しかし、**筋力をつけるための運動が仙腸関節への負担となり、かえって痛みを悪化させる**ことがあります。それゆえ、積極的な筋力トレーニングは、「痛みを治すためにはおススメしません」。

また、痛い部位の筋肉を鍛えても、筋肉は非常につきにくいという特徴があります。つまり、**痛みを治す目的で筋力トレーニングをしても、より早く治るということはなく、また筋力が増えることもほぼ見込めない**のです。

痛くても通院する体力があれば、治療期間に安静にすることで生じる筋力低下は、痛みがよくなってから普通の生活に戻すことで回復できます。

治療して痛みがよくなると、安静が重要であることや、筋力低下への不安は不要である

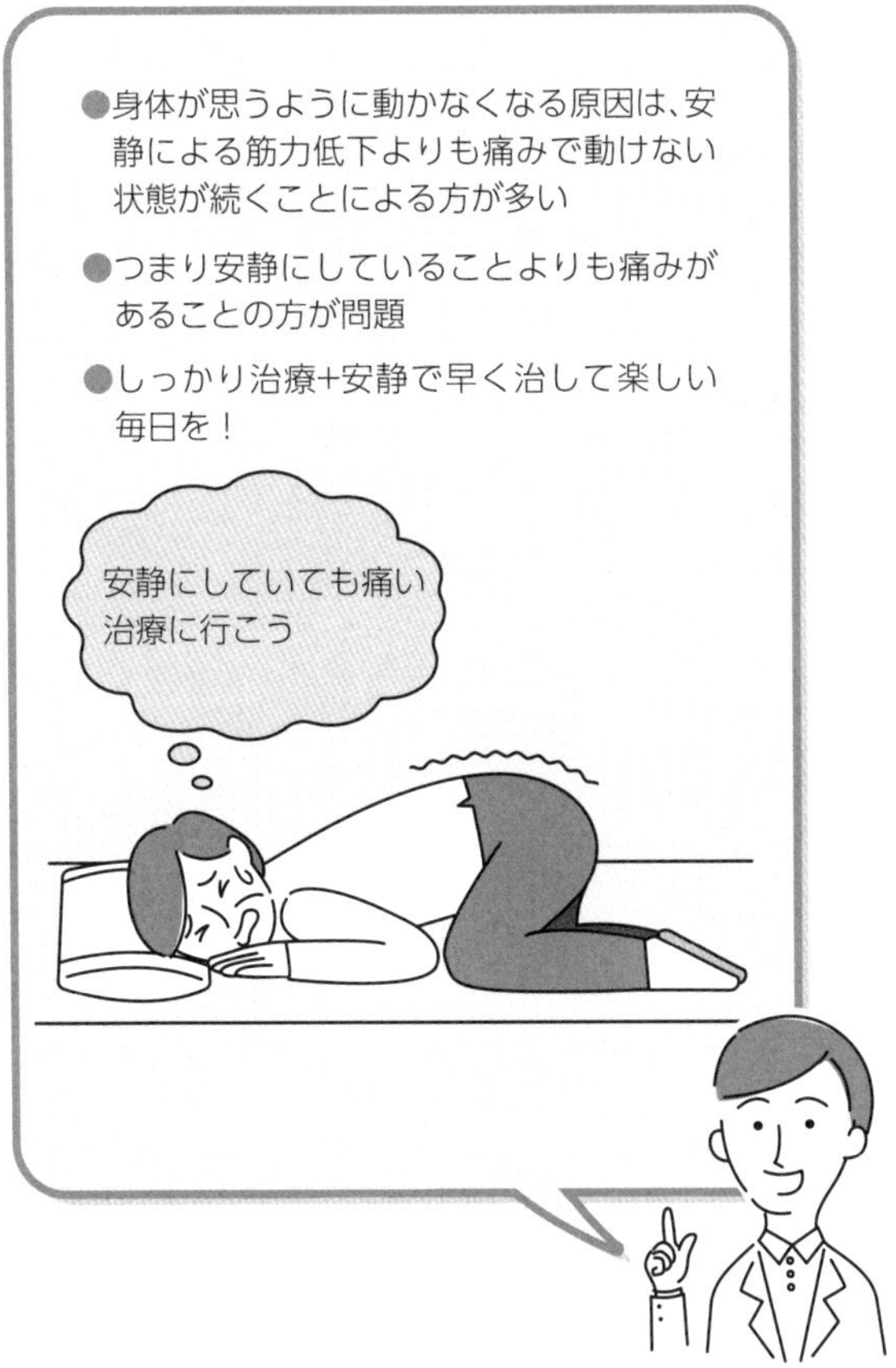
●身体が思うように動かなくなる原因は、安静による筋力低下よりも痛みで動けない状態が続くことによる方が多い
●つまり安静にしていることよりも痛みがあることの方が問題
●しっかり治療+安静で早く治して楽しい毎日を！
安静にしていても痛い
治療に行こう

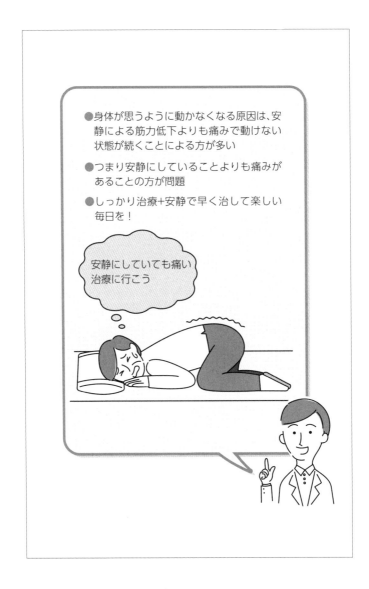

と理解できます。しかし、治療を始めた初期の段階では、一刻も早く治したいという思いも手伝い、このような不安はつきものです。

私のクリニックでは、治療だけでなく、こういった不安にも耳を傾け、充分に説明するように心掛けています。

ストレッチをしないとかたまって動けなくなるのでは？　と不安なあなたへ

一般的にストレッチ体操は「身体をやわらかくする体操」という認識があります。そのため、痛みでかたくなっている患者さんは有効だと考えるのです。

医師から積極的にストレッチを勧めるようなケースもあります。

「少しの痛みなら、我慢してストレッチをした方がいい」「ストレッチをすると身体がやわらかくなるので、積極的に行った方がいい」——このように考えている方は、決して少なくありません。

特にストレッチ後に一時的にやわらかくなると、その充実感も手伝って、ストレッチはよいものだと考えるようです。ごく軽い症状であれば、ストレッチに限らず何もしなくても痛みが治まってしまうこともあります。

しかし、私のクリニックにいらっしゃるような症状の重い方には難しいでしょう。

ストレッチ体操は筋力トレーニング同様、痛みを根本から治すという意味では有効とは

いえず、かえって悪化することもあるのです。

ストレッチ体操をしたあとは少し楽になるという方がいらっしゃいます。これは一時的に痛い部分の筋肉が伸ばされて緩むためです。しかし、このとき痛みの発症原因である仙腸関節の機能障害が治っているわけではありません。そのため、しばらくすると筋肉の緊張は再発して痛みを起こします。

痛くなると身体はかたくなるため、そこでまたストレッチ体操をします。ストレッチ体操をするとまた一時的にやわらかくなります。

この繰り返しにより、患者さんはストレッチを休んだからかたくなったと考え、ストレッチをしたからやわらかくなったと考えます。つまりストレッチはよいものだというイメージが植えつけられてしまうのです。しかしこれは長い目でみると、治癒に近づいていません。

むしろ長期に渡りストレッチをすることで、関節への負担が増します。これにより治りを遅くしたり、関節の動きが悪いままストレッチをつづけることで関節に炎症を起こし、痛みが悪化することもあるのです。

1　ストレッチ体操は筋力トレーニング同様、痛みを根本から治すという意味では有効とはいえず、かえって悪化することもある

2　痛みを治すためにストレッチ体操をした場合としない場合とでは、しない場合の方がより早くよくなる

3　普通に生活していれば、身体がかたまり動けなくなることはない！！

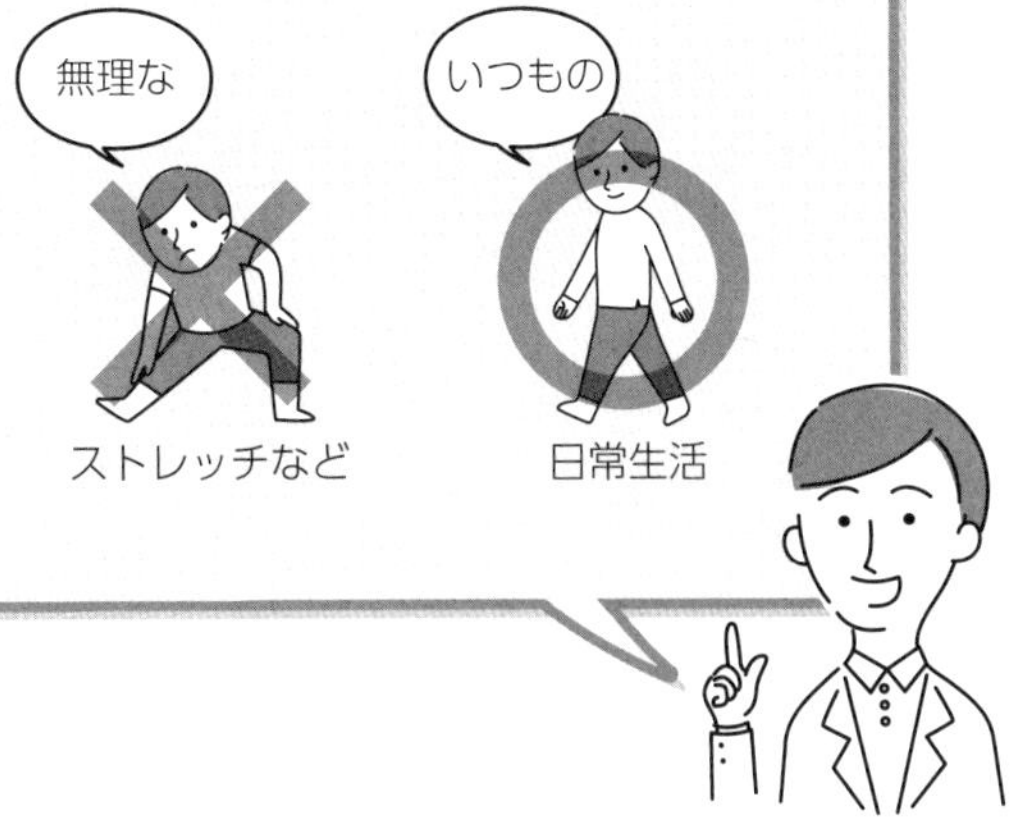

私の経験では、ＡＫＡ‐博田法で治療をしている患者さんでは**痛みを治すためにストレッチ体操をした場合としない場合とでは、しない場合の方がより早くよくなる**ようです。

痛いうちはしっかりと治療したうえで安静にしてください。そして、痛みがよくなったら少しストレッチをしてもよいでしょう。

動かさないでいるとかたまって動けなくなってしまうのでは、という不安を抱えている患者さんもいらっしゃいます。

頭で考えるとそうかもしれませんが、これは誤りです。仮に痛みの治療期間中だけストレッチを休んでも動けなくなることはまずありません。

「動かないでいると動けなくなっちゃうよ」というお声をしばしば聞きます。しかし、そういう方でもよほどの激痛でなければ日常生活ではそれなりに動いているものです。例えば炊事、洗濯、買い物だけでも充分な運動になります。普通に生活するだけでも、かたくなるのを防ぐための運動としては充分なのです。

こんな場合は手術が必要なことがあります

・ＡＫＡ-博田法で一定期間治療しても症状に変化がみられない

狭窄症、ヘルニア、すべり症などと診断されても、その痛みやシビレの原因の多くは仙腸関節の機能障害です。その見極めはＡＫＡ-博田法によって行います。

ＡＫＡ-博田法を行った結果、稀に画像上にみられる、狭窄症、ヘルニア、すべり症が本当に痛みやシビレの原因となっていて手術が必要となる方がいらっしゃいます。そのような場合、当院では手術に長《た》けた病院を紹介しております。

・足に力が入らない

脳から手足を動かす司令を送る道筋が神経です。神経が障害されると、この働きが損なわれ足の力が入らなくなります。

足の感覚がなく、力が入らないというのがその典型です。

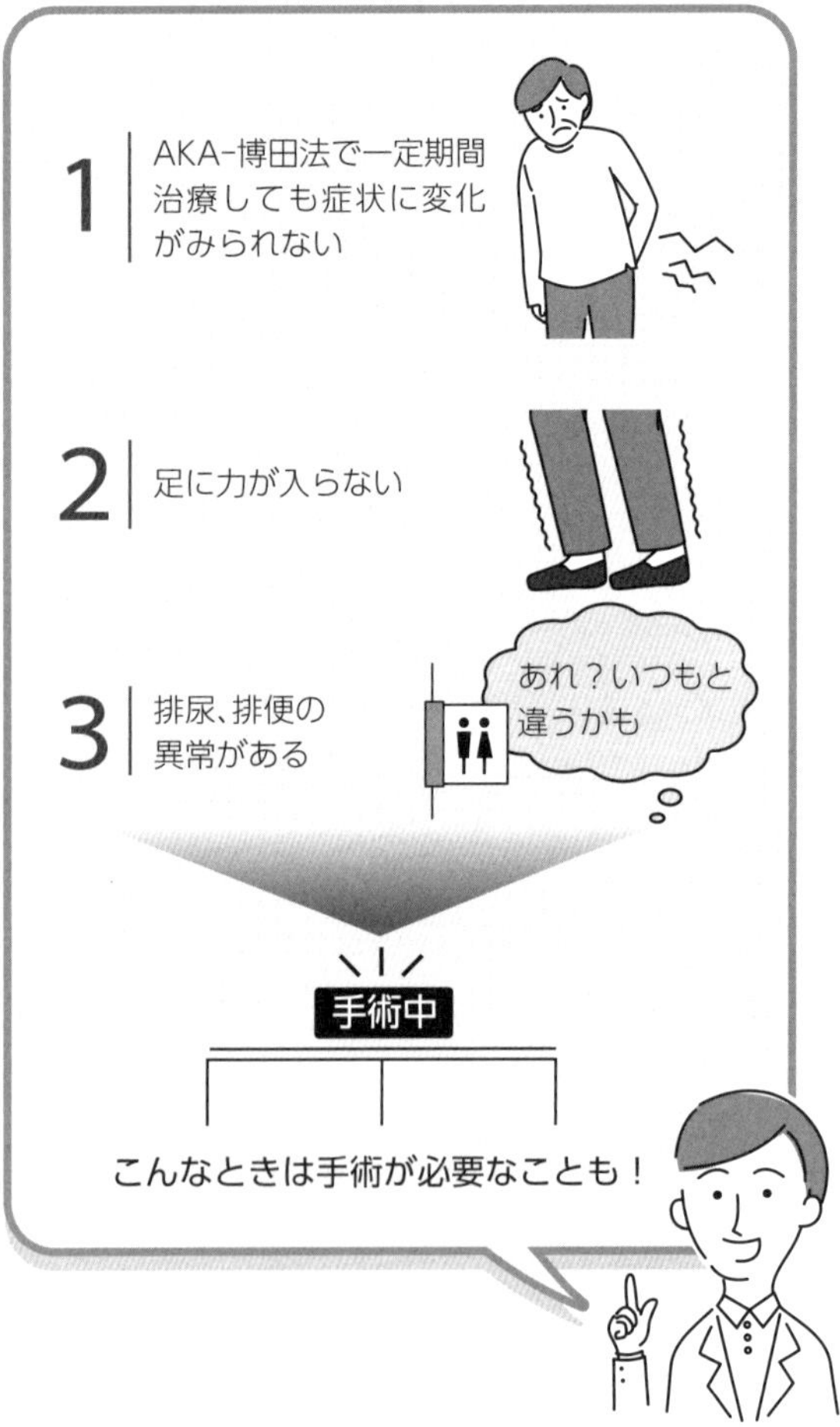
1 AKA-博田法で一定期間治療しても症状に変化がみられない
2 足に力が入らない
3 排尿、排便の異常がある
あれ？いつもと違うかも
手術中
こんなときは手術が必要なことも！

痛くて力が入らないという場合は、痛みがよくなると力が入るようになるため、これに該当しません。歩いているうちに段々と力が入らなくなるタイプは、仙腸関節の機能障害を治療するとよくなることがあります。

●排尿、排便の異常がある

「尿、便の失禁」「残尿感」。これらの症状は直腸膀胱障害といいます。

この場合、本当に腰椎椎間板ヘルニア、腰部脊柱管狭窄症、腰椎すべり症などで神経が障害されている可能性があります。特に自力で排泄ができない場合は、緊急の手術が必要です。

整形外科の痛みやシビレの多くにＡＫＡ-博田法が有効

仙腸関節の機能障害は、仙腸関節から離れた部位に痛みやシビレ、コリといったさまざまな症状を引き起こすことがあります。このように痛みの震源地（仙腸関節）から離れた部位に起こる症状を関連痛といい、ＡＫＡ-博田法で治療すると改善することが多々あります。

いろいろな診断名をつけられて治療を受けても、なかなかよくならない方は関節機能障害が原因の可能性があります。ＡＫＡ-博田法を試してみてはいかがでしょうか。

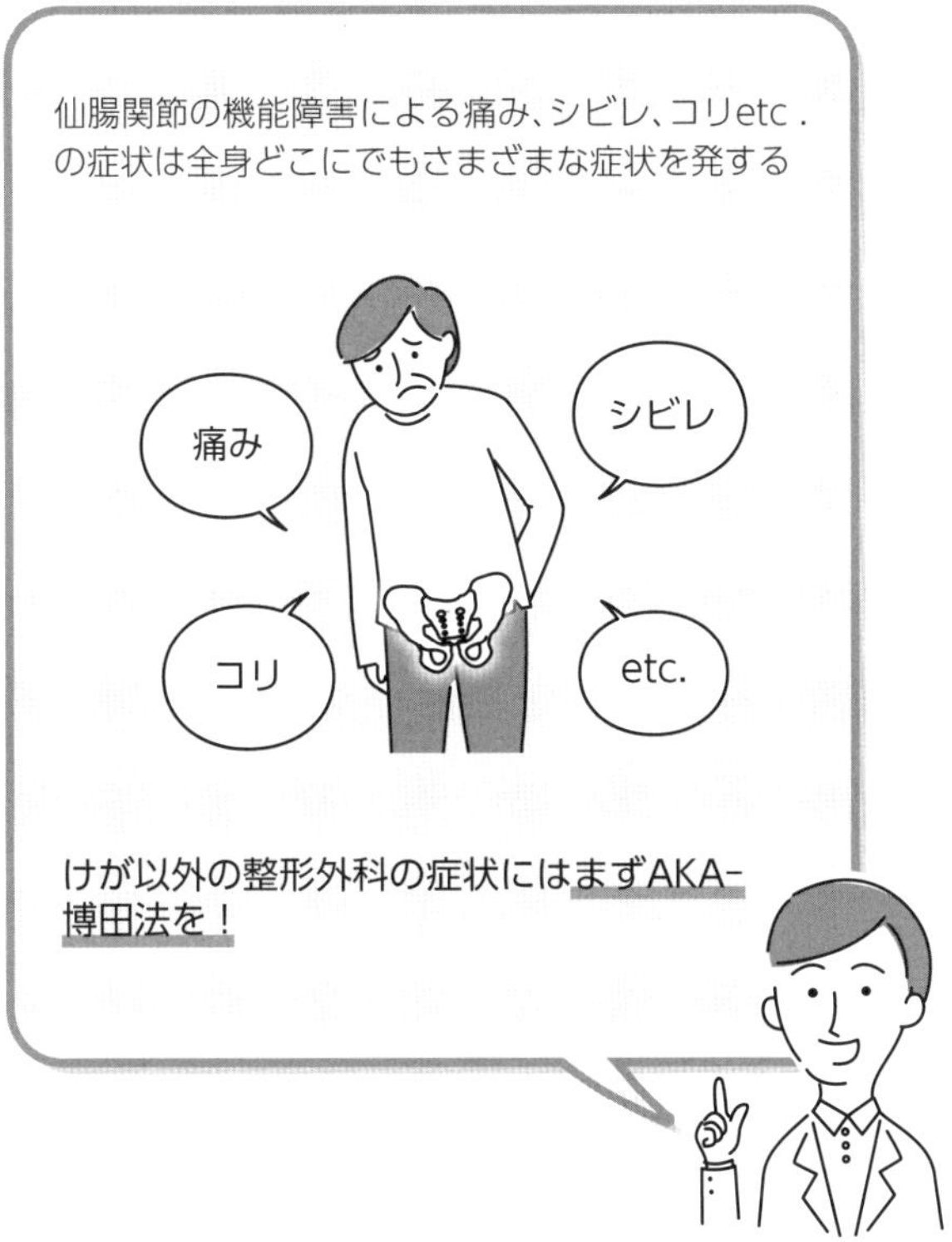
仙腸関節の機能障害による痛み、シビレ、コリetc．
の症状は全身どこにでもさまざまな症状を発する
痛み
シビレ
コリ
etc.
けが以外の整形外科の症状にはまずAKA-
博田法を！

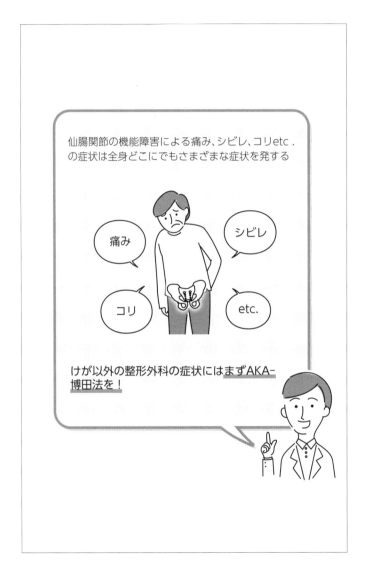

おわりに

私は、父がＡＫＡ-博田法を用いて、腰痛で困っている患者さんを治療しているのを子どもの頃からみていました。自然と腰痛治療に興味を持つようになり、整形外科を学ぼうと考え、大学病院で研修を始めました。

しかし、整形外科で学んでいくうちに、本書でも記していますが「腰痛の85％以上は原因不明」という事実を、身をもって経験します。次第に、整形外科でこのまま研修を続けていってもほとんどの腰痛に対応することはできないのではないかと当時の私は考えるようになりました。

残り85％の原因不明の腰痛を治すためには、従来の整形外科以外の分野の知識や技術を修得する必要があると考え、次の２つの分野を学ぼうと考えました。

①関節の機能障害について診断、治療するＡＫＡ-博田法の技術

②リハビリテーション科、内科、心療内科など、腰痛を引き起こしうる病気についての幅広い知識

これら、整形外科、リハビリテーション科、内科、心療内科などの知識やAKA‐博田法の技術を学び、さまざまな腰痛の患者さんを診療、紆余曲折していくうちに、腰痛治療に本当に大切なことが徐々にはっきり、明確になっていきます。

いま、私が85％の原因不明の腰痛を治療するのに一番重要なものはAKA‐博田法の技術だと考えています。

AKA‐博田法だけでなく、整形外科、リハビリテーション科、内科、心療内科など幅広い診療科を経験してこなかったら、このような考えに至らなかったのだと思います。

しかし、腰痛治療に最も重要だと考えたAKA‐博田法にも欠点がありました。治療技術の修得が難しすぎるため、術者が少なく、なかなか広まっていかないのです。常々、AKA‐博田法が一般の方にも知られるようになるにはどうすればよいか、考えていました。

どうしたものかと悩んでいたところ、幸運にも「日刊スポーツ」で、医学ジャーナリス

トの松井宏夫先生と「その痛み、治すのは整形内科医」というコラムを2016年12月〜2017年3月まで担当させていただく機会を得ることができました。全102回の連載で、多くの方に反響をいただくことができ、本書の着想の元となっています。

腰痛で苦しんでいる方が、この本でAKA-博田法を知り、痛みから解放されるきっかけになればと思います。

最後に、この本を刊行するにあたり、菊地順彦君のご尽力に感謝します。

望クリニック 副院長　住田憲祐

【著者】
住田憲是（すみた・かずよし）
1946年生まれ。1968年岐阜薬科大学卒業、1975年東邦大学医学部卒業。同大整形外科医局に入局するも、従来の整形外科の考え方では運動器の痛みに対し、不足しているものを感じ、それを補うために広い視野に立つべく、1982年整形外科医院を開業。1986年AKA-博田法に出会う。現在、望クリニック院長。日本整形外科学会専門医。日本AKA医学会専門医・指導医、同理事。日本リハビリテーション学会臨床認定医。

住田憲祐（すみた・かずひろ）
1979年生まれ。2005年帝京大学医学部卒業。卒業後、AKA-博田法、整形外科にかぎらず、リハビリテーション科、内科、心療内科など幅広い診療科の研修を受ける。現在、望クリニック副院長を兼任しながら、のぞみ整形外科・内科クリニック、スガモ駅前整形外科2院の理事長を務める。日本AKA医学会専門医・指導医。日本プライマリケア学会認定医。

腰痛ドック　痛みを解消

2020年 7 月29日　初版第 1 刷発行

著　者　住田憲是　住田憲祐
発行人　西村正徳
発行所　西村書店
東京出版編集部　〒102-0071 東京都千代田区富士見 2-4-6
Tel.03-3239-7671　Fax.03-3239-7622
www.nishimurashoten.co.jp
印　刷　三報社印刷株式会社
製　本　株式会社難波製本

ISBN978-4-86706-011-7